준비된
사람만
누릴 수 있는
100세
건강시대

준비된
사람만
누릴 수 있는

100세 건강시대

제5권

| 안티에이징과 웰빙 노년 |

뉴스1 편집국 • 글

뉴스1

● 차례

추천사 I   8
추천사 II   12
들어가는 글   16

제1장 노인성 만성질환과 질병 관리

01 단순한 점인 줄 알았는데 알고 보니 '피부암'   22
02 앞이 흐릿하면 의심해봐야 할 '노안과 백내장'   28
03 60대 이상 고령층 환자가 80%인 '방광암'   34
04 중년 여성 가려움의 주원인 '호르몬 결핍증'   40
05 방치하면 꼬부랑 노인 되는 '골다공증'   46
06 짧은 외출도 두렵게 만드는 '요실금'   52

제2장 나이가 들면 떨어지는 감각들

01 그냥 두면 치매 위험 키울 수 있는 '난청'   60
02 소리 없이 다가오는 시력 도둑 '녹내장'   66
03 등 굽어지고 고집 세진다면 '치매'   72
04 10분만 걸어도 쥐어짜는 통증 '척추관협착증'   78
05 시력까지 뚝뚝 떨어뜨리는 '무거워지는 눈꺼풀'   84
06 먹을 때 '꿀꺽' 넘어가지 않는다면 '삼킴 장애'   90

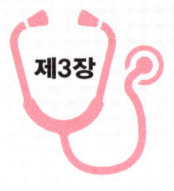

제3장 노화를 늦추는 현명한 습관들

- **01** 무릎 관절염을 피하는 '쪼그려 앉는 습관 개선' 98
- **02** 만성폐쇄성폐질환 예방에 '금연은 필수' 104
- **03** 노화를 앞당기는 비만을 예방하는 '운동' 110
- **04** 퀴퀴한 노인 냄새를 막아주는 '수분 섭취' 116
- **05** 뇌가 건강해지고 노화를 늦추는 '한 끼 차이' 122
- **06** 이팔청춘을 유지하는 올바른 '칫솔질' 128

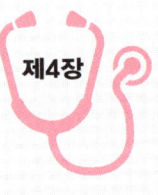

제4장 미리미리 지키는 부모님 건강

- **01** 왜소해진 부모님의 건강을 챙겨주는 '단백질' 136
- **02** 황혼육아에 지친 부모님을 위한 선물 '건강검진' 142
- **03** 고령층·기저질환자에게 파고드는 '코로나' 148
- **04** 부모님 동작 느려지고 손 떨면 의심되는 '파킨슨병' 154
- **05** 연로한 부모님 지켜주는 '폐렴 예방주사' 160
- **06** 부모님 건강 꼼꼼하게 챙기는 '7가지 질문' 166

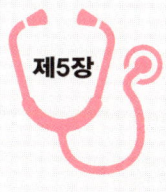

제5장 웰빙 노년을 위한 라이프스타일

- 01 나이 들어도 매끈한 얼굴을 유지하는 '실리프팅' — 174
- 02 몸을 젊어지게 하는 '마음챙김 명상' — 180
- 03 삶만큼 중요한 건강한 죽음 '웰다잉' — 186
- 04 오래 살기 위한 기본 중 기본 '잠 잘 자기' — 192
- 05 무릎에 좋은 생활 습관 '걷기와 스트레칭' — 198
- 06 50대 이후 예방접종이 필수인 '대상포진' — 204

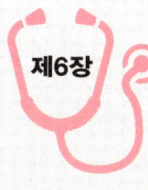

제6장 저속노화를 넘어 노화 역전

- 01 성큼 다가온 '늙지 않는 세상' — 212
- 02 되돌릴 수 있는 '노화' — 218
- 03 실험에서 확인되는 '회춘 기술' — 224
- 04 독점을 경계하는 '노화 역전 기술' — 232
- 05 고령화 시대의 '항노화 패권 전쟁' — 238
- 06 피부를 둘러싼 글로벌 '회춘 전쟁' — 244

● 추천사 I

    이 책의 출간은 의료인의 한 사람으로서 반가운 책일이다. 100세 시대는 축복이지만, 건강하지 않다면 오히려 고통이 될 수 있기 때문이다.

    이 책은 단순히 오래 사는 것을 넘어, '잘 사는 법'에 대한 실용적인 지침을 담고 있다. 오랫동안 환자들을 보며 수많은 질병과 싸워 왔지만, 예방의 중요성을 그 누구보다 절감하고 있다. 바로 이 책이 그 예방의 시작점이 될 것이라고 확신한다.

    오늘날 우리는 정보의 홍수 속에 살고 있다. 건강 정보 역시 마찬가지다. 인터넷에 조금만 검색해도 온갖 정보가 쏟아진다.

    문제는 근거 없는 속설이나 과장된 광고에 현혹되어 오히려 건강을 해치는 경우가 많다는 것이다. 생명과 직결될 수 있는 의학 분야에서는 잘못된 정보가 치명적인 결과를 초래할 수 있다.

뉴스1의 『100세 건강시대』는 가뭄의 단비와 같다. 기자들의 꼼꼼한 취재와 전문가들의 검증을 거친 정보는 신뢰할 수 있는 정확한 정보를 전달한다. 내용은 뉴스1의 연재 기사들을 집대성하고 재구성했다. 다양한 질병에 대한 정확한 정보와 함께 의료 전문가들의 진단과 조언을 담고 있다.

이 책은 '노인성 만성질환'으로 시작한다. 이어서 나이가 들면서 겪게 되는 '감각 저하 문제들'을 심도 있게 다룬다. 이 밖에도 '노화를 늦추는 현명한 습관들'과 '부모님의 건강을 미리미리 챙기는 방법'에 대해 이야기한다. 또한 웰빙 노년을 위한 유용한 정보를 담은 '라이프스타일'도 제시한다. 더 나아가 '노화 역전'이라는 의학계의 흥미로운 최신 주제도 다룬다.

독자들은 이 책을 통해 다양한 건강 정보를 얻을 수 있다. 우리 주변에서 흔히 겪는 질병과 건강 문제를 다루고 있어서, 누구나 쉽게 공감하고 실용적인 정보를 바로 적용할 수 있다.

단순히 오래 사는 것만으로는 부족한 시대다. 건강하고 활기찬 삶을 위해서는 젊을 때부터 꾸준히 건강에 관심을 갖고 노력해야 한다. 이 책이 바로 그 노력을 시작하는 훌륭한 계기가 될 것이다.

이 책의 핵심 메시지는 명확하다. 우리는 수명이 길어진 시대를 살고 있지만, 이것이 모두에게 건강한 장수를 보장하지는 않는다는 점이다.

'100세 시대'는 그저 오래 산다는 뜻이 아니다. 철저하고 꾸준한 건강관리를 통해서만 온전히 누릴 수 있는 축복이다. 따라서 우리는 일상에서 건강을 지키기 위한 노력을 게을리하면 안 된다. 병이 생기기 전에 미리 대비하는 현명함이 필요하다.

건강은 무엇과도 바꿀 수 없는 최고의 자산이다. 이 귀한 자산을 지키기 위한 노력은 선택이 아닌 필수다. 이 책은 우리가 일상에서 쉽게 실천할 수 있는 건강관리 방법을 구체적으로 알려주고 있다. 식단, 운동, 수면 등 기본적인 생활 습관부터 만성질환 예방을 위한 팁까지, 실질적인 조언들을 담고 있다.

특히, 잘못 알려진 건강 상식을 바로잡고, 과학적인 근거를 바탕으로 올바른 정보를 제공해 건강관리의 올바른 길을 제시한다. 이 책을 통해 얻은 지식은 건강한 삶을 위한 든든한 밑거름이 될 것이다.

이 책은 단순히 건강 정보를 나열하는 것에 그치지 않는다. 질병이 찾아오기 전에 어떻게 대비해야 하는지에 대한 지혜를 알려준다. 건강한 삶의 주체로서 우리 스스로가 어떻게 행동해야 하는지에 대한 깊은 통찰을 제시한다. 예방 의학의 중요성을 강조하며, 질병의 치료보다 예방이 훨씬 더 중요하다는 것을 역설적으로 보여주고 있다.

건강은 더 이상 전문가에게만 맡겨야 할 영역이 아니다. 이 책은 우리 모두가 자신의 건강을 책임지는 '개인 건강 주치의'가 될 수 있도록 돕는다. 작은 습관의 변화가 큰 질병을 막을 수 있고, 일상 속 작은 실천이 우리의 삶의 질을 얼마나 크게 향상시킬 수 있는지를 깨닫게 해줄 것이다.

이 책을 가까이 두면, 우리는 더 이상 건강 문제를 막연하게 두려워하는 것이 아니라 적극적으로 관리하고 개선해 나갈 수 있다는 자신감을 얻게 될 것이다. '100세 시대'가 눈앞에서 현실이 되고 있지만, 그 시대를 어떻게 살아갈 것인가는 이제 우리 자신의 선택에 달려 있다. 이 책은 그 선택을 돕는 가장 확실한 도구다.

많은 사람이 '100세 시대'를 보다 더 현명하게 준비하고, 건강하게 나이 들 수 있는 방법을 터득하길 바란다. 건강을 지키기 위한 노력은 지금부터 시작해야 한다. 이 책이 그 첫걸음을 내딛는 데 가장 확실한 길잡이가 되어줄 것이다.

세브란스 병원 원장
이강영

● 추천사 II

이성규 한국담배규제연구교육센터장(연세대학교 보건대학원 역학건강증진학과 겸임교수)

'초고령화 사회'에서는 누구나 오래 살 수는 있지만, 모두가 건강하게 오래 살 수 있는 것은 아니다. 특히 흡연과 같은 생활 습관은 수명을 단축시키고 삶의 질을 떨어뜨리는 대표적인 위험 요인이다. 그렇기에 건강을 지켜주는 지혜와 배움은 단순한 의학 지식을 넘어, 삶의 태도와 선택을 바꾸는 힘이 된다. 이 책은 의료 현장의 생생한 이야기와 검증된 건강 정보를 기자들이 정성껏 담아낸 귀한 기록이다. 흡연으로 인한 피해를 줄이고자 정책과 교육의 최전선에서 싸워온 사람으로, 이 책이 전하는 메시지에 더욱 깊이 공감한다. 가깝고 소중한 사람들이 아프지 않고 건강한 일생을 누릴 수 있도록, 『100세 건강시대』를 곁에 두고 자주 펼쳐보시길 권한다.

조민영 팽팽클리닉 대표원장

『100세 건강시대』는 고령화 사회를 살아가는 우리 모두에게 꼭 필요한 건강 정보와 웰빙 노화에 대한 통찰을 담은, 의미 있는 출간물이다. 질환 치료와 예방 등 전반적인 건강관리와 함께, 나이가 들어도 외적인 자신감을 유지해주는 실리프팅 등 피부·성형외과적 정보는 물론, 식습관 개선, 자외선 차단, 충분한 수면 등 일상에서 실천할 수 있는 건강 상식을 알기 쉽게 전달한다. 미용과 피부 건강에 관심 있는 이들은 물론, 건강한 노화를 고민하는 이들에게도 실질적인 도움이 되는 유익한 내용으로 구성되어 있다.

주은정 성균관의대 강북삼성병원 교수

이제 우리는 단순히 오래 사는 것을 넘어, 건강하고 활기차게 살아가는 '장수(Longevity)'의 시대를 맞이하고 있다. 『100세 건강시대』는 사회적으로 큰 영향을 미치는 유행성 감염병의 원인과 특징 그리고 예방과 치료 방법을 비롯해, 다양한 질병과 건강 이슈를 각 분야 전문가의 따뜻한 시선과 뉴스1의 세심한 취재로 한 장 한 장에 담아냈다. 복잡한 의학 정보를 독자가 이해하기 쉽게 풀어내어, 일상에서 건강을 지키고자 하는 모든 이들에게 신뢰할 수 있는 지침서가 되리라 믿는다. 이 책이 많은 사람이 건강한 100세를 준비하는 데 도움이 되기를 기대한다.

이상혁 분당차병원 정신건강의학과 교수

건강한 노화는 몸만의 문제가 아니다. 마음이 흔들리면, 몸의 건강 역시 위태로워질 수 있다. 『100세 건강시대』는 독자들에게 몸과 마음을 돌보는 방법을 안내해 주는 훌륭한 참고서다. 지금, 여기서 행복하기 위해 건강을 관리하는 독자들이 이 책을 통해 몸과 마음을 잘 돌볼 수 있기를 기대한다.

김상민 고려대 구로병원 홍보실장(정형외과 교수)

'100세 시대'를 살아가는 우리에게 건강은 무엇보다 소중한 자산이다. 뉴스1이 출간한 『100세 건강시대』는 대한민국 최고의 전문의들의 임상 지식과 경험을 바탕으로, 삶에 꼭 필요한 건강 정보를 풀어낸 책이다. 어렵지 않게, 그러나 깊이 있게 풀어냈으니 바쁜 일상에도 하루 한 주제씩 읽어 보기를 권한다. 가족과 함께 나눠 읽어도 좋다. 건강한 100세 인생을 꿈꾸는 이들에게 따뜻한 길잡이가 되어 줄 것이다.

백종우 경희대 의대 정신건강의학교실 주임교수

정보의 홍수 시대이다. 건강에 대한 관심이 높아진 만큼 근거에 기반한 검증된 정보를 찾는 일은 현대인에게 매우 중요한 과제이다. 의사가 치료의 전문가라면 기자는 정보를 다룬다. 두 전문가 집단의

협력으로 우리는 각자의 전문성을 바탕으로 건강에 대한 믿을 수 있는 지식을 담은 한 권의 책을 만나보게 되었다. 발로 뛴 기자들의 열정에 감사를 전한다. 그들이 현장에서 만난 아픔에 대한 공감이 이 책을 더 빛나게 한다.

권오상 서울대학교병원 피부과 교수

건강하게 나이 들고, 젊어 보이고 싶은 마음은 누구에게나 있다. 그 바람을 실현하려면 전문적이고 정확한 정보와 함께 꾸준한 실천이 중요하다. 전문가들이 알려주는 믿을 수 있는 건강 상식과 쉽게 따라 할 수 있는 예방법이 담긴 이 책을 통해 '100세 시대'를 맞이하기를 바란다.

이상호 강동경희대학교병원 신장내과 교수

'100세 시대'를 살아가는 오늘날, 건강에 대한 정확하고 신뢰할 수 있는 정보는 무엇보다 중요하다. 『100세 건강시대』는 뉴스1 의학 전문 기자들의 치밀한 취재와 각 분야 최고 의료 전문가들의 깊이 있는 조언이 만나 탄생한 든든한 건강 길잡이다. 일상에서 꼭 알아야 할 생활 수칙부터 최신 의학 지식과 치료 방법까지 폭넓게 다루고 있으며, 복잡한 의학 정보를 독자가 이해하기 쉽게 풀어냈다. 건강을 지키고 싶은 모든 이에게 추천한다.

● 들어가는 글

'호모 헌드레드(Homo Hundred)'라는 용어가 있다. 인간이 100세 넘게 사는 것이 보편화되는 시대가 현실이 되어가고 있음을 의미한다. 단순히 수명이 길어진 것이 아니라 건강을 잘 유지하며 오래오래 잘 사는 삶을 의미한다.

유엔이 2009년 '세계인구고령화(World Population Aging)' 보고서에서 처음 이 용어를 사용한 이후, 2000년에는 6개에 불과했던 평균수명 80세를 넘는 국가가 지난 2020년에는 30개국을 넘어섰다. 바야흐로 본격적인 '호모 헌드레드 시대'가 바짝 다가온 것이다.

전 세계의 100세 이상 인구는 2021년 34만 3,000명에서 2050년에는 320만 명으로 약 10배가량 증가할 것으로 보인다. 우리나라도 예외는 아니다. 통계청 인구동향조사와 인구총조사에 따르면, 우리나라는 100세 이상의 고령인구가 2017년 3,943명, 2018년 4,249명,

2019년 4,874명, 2020년 5,624명으로 점차 증가하는 추세다.

100세 시대를 촉진하는 것은 의학, 과학, 기술, 경제, 산업 등의 발달이다. 넘쳐나는 먹을 것, 건강 정보와 지식, 첨단 의료 기술이 유사이래 최고의 풍요로움을 뒷받침하고 있다.

하지만 수명이 전보다 좀 늘었다고 해서 우리 앞에 마냥 장밋빛 인생이 펼쳐지는 것은 아니다. 우리는 그 어느 때보다 많은 질병의 위협 속에서 살아가고 있다.

노화에 따른 질병은 어쩔 수 없다고 해도, 아이러니하게도 우리 시대의 많은 질병은 우리가 창조한 풍요로움과 무관하지 않다. 현대인들은 고혈압, 당뇨병, 뇌졸중 등 각종 성인병에 노출되어 있으며, 생명을 위협하는 암에 대한 공포에도 시달리고 있다. 또한, 잘못된 생활 습관으로 인해 유발되는 질병도 많다. 현대인치고 만성적인 건강 문제 한두 개쯤 달고 사는 것은 드문 일이 아니다. '무병장수'가 아니라 '유병장수'인 셈이다. 따라서 보다 정확하게 각종 질병에 대처하기 위한 건강 상식과 정보가 필수적이다.

100세의 삶이 누구에게나 당연하게 실현되는 것은 아니다. 평소 건강관리가 제대로 된 사람만이 건강하고 오랜 삶을 누릴 수 있다. 이 책은 바로 삶의 양과 질이 모두 중요해진 시대를 살아가는 데 필요한 지식과 정보를 담은 건강 지침서다.

건강에 관심을 가지고 평소 자기 건강을 꾸준하게 잘 관리하는 오로지 '준비된 사람'만이 '100세 건강시대'라는 문명의 혜택을 누릴 수 있다. 이 메시지를 전하는 것이 이 책의 목적이다.

건강관리의 출발은 무엇보다도 올바른 건강 정보의 획득이다. 엄청나게 많은 정보의 홍수 속에서도 공신력 있고, 실제로 생활 속에서 실천 가능한 정보를 가려내고 활용하는 것이 중요하다.

이에 뉴스1은 2021년부터 본격적인 100세 시대의 흐름에 누구든 합류하도록 돕기 위해 '100세 건강'이라는 코너를 통해 건강 관련 기사들을 연재하며 독자들의 큰 호응을 받아왔다. 이 책은 그 기사들로 기획된 시리즈다.

5권의 주요 내용은 노화를 늦추는 안티에이징 방법과 건강한 웰빙 노년을 위한 라이프스타일이다. 노인성 만성질환(피부암, 백내장, 방광암 등)의 조기 발견 중요성, 나이가 들며 생기는 감각 저하 질환(난청, 녹내장, 치매 등)에 대한 정보, 노화를 늦추는 생활 습관(운동, 금연, 올바른 자세 등)의 중요성, 부모님 건강관리법(단백질 섭취, 건강검진, 예방접종 등), 웰빙 노년을 위한 라이프스타일(명상, 수면 습관, 예방접종 등), 노화를 되돌릴 수 있는 최신 과학 기술과 미래 의학에 대한 전망 등을 구체적으로 다룬다.

가장 큰 특징은 다루고 있는 각각의 분야마다 의료기관이나 의료 전문가들의 견해를 인용하고 있다는 사실이다. 이는 독자들이 속설이나 그릇된 상식이 아닌 과학적으로 검증된 정확한 의학 정보를 바탕으로 자신의 건강을 관리하는 데 보탬이 될 것이다.

이제 얼마나 오래 사느냐보다 어떻게 잘 오래 사느냐가 더 중요한 이슈다. 누구든 문명 발달에 따른 장수의 혜택을 맘껏 누리면서도 인간의 존엄성을 유지하고, 생산적이며, 가치 있는 삶을 사는 것이 인생의 지향점이 되어야 한다. 이를 위해 일상에서 질병이 발생할 수 있는 위험 요소를 충분히 인식하고 대비하는 것이 중요하다.

이 책에는 우리 주변에서 흔히 볼 수 있는 다양한 질병의 현황과 많은 전문적인 의학 정보와 건강 정보가 담겨 있다. 그럼에도 내용은 무겁지도, 지루하지도 않다. 책 전반에 실려 있는 체크 리스트와 예방 수칙은 글의 내용에 대한 이해를 돕는다. 곁에 두고 가볍게 읽으면서도 건강에 관한 생활 밀착형 정보를 얻을 수 있다.

이 책은 '100세 삶의 시대', '호모 헌드레드 시대'의 여정을 함께하는 데 유용한 동반자다. 일상의 벗처럼 가까이 두고 시간 나는 대로 틈틈이 읽으며 건강 상식을 쌓아간다면 건강관리의 유용한 지침이 될 것이다. 아울러 보다 활기 있고 가치 있는 삶을 오래도록 이어가는 데 필요한 통찰과 혜안을 얻게 될 것이다.

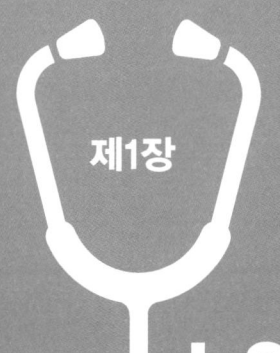

제1장

노인성 만성질환과 질병 관리

01
단순한 점인 줄 알았는데 알고 보니 '피부암'

피부암 예방의 첫걸음은 자외선 차단이다

| 의학 자문 인용 |

권순효 강동경희대학교병원 피부과 교수
조성진 서울대병원 피부과 교수

> "고령화가 진행되면서
> 피부암 환자가 증가하고 있다.
> 피부에 난 점이 점점 커지고 있다면
> 즉시 병원에 가야 한다."

● 피부에 생긴 얼룩을 보고 단순한 피부 변화나 점으로 보고 가벼이 생각했다가 치료할 시기를 놓칠 수 있는 질환이 있다. 바로 '피부암'이다. 이 질병은 조기에 발견하면 대부분 완치할 수 있다. 주요 원인인 자외선을 차단하는 게 가장 중요하다.

의료계에 따르면, 피부에 발생하는 악성 종양인 피부암은 주로 고령층에서 많이 발생한다. 수명이 늘면서 오랜 시간 축적된 자외선이 피부암 발생을 촉진한다. 대부분의 피부암은 피부에서 발생이 시작되는 '원발성 피부암'이다.

원발성 피부암은 크게 피부의 멜라닌 세포에서 기원한 악성흑색종과 각질형성세포 등에서 기원한 비흑색종 피부암(흑색종 이외의 피부암)으로 분류된다. 한국인의 경우 기저세포암과 편평세포암이 흔하고, 악성흑색종은 상대적으로 드물다.

기저세포암은 대부분 얼굴에 발생한다. 검은색 혹은 흑갈색의 볼록한 병변 형태로 나타나거나 중심부가 함몰돼 보이는 경우가 많다. 편평세포암은 초기에는 붉은 반점처럼 보이지만 병변이 두꺼워지면서 각질과 진물이 동반되고, 심해지면 궤양이나 흉터가 생길 수 있다.

악성흑색종은 아시아인의 경우 주로 손바닥, 발바닥, 혹은 손발톱 주위에 발생한다. 처음에는 검은 점처럼 보이지만 계속 병변이 커지면서 불규칙한 형태로 진행한다. 합병증을 동반한 경우를 제외하면, 대부분 그 자체로 통증이나 심한 가려움이 느껴지지는 않는다.

피부암전구증은 원발성 피부암으로 진행되기 전 단계의 질환이다. 얼굴 등이 햇빛에 자주 노출돼 발생하는 광선 각화증이 대표적이다. 전구증을 단순한 피부질환으로 오인해 치료를 늦출 경우, 암으로 발전할 가능성이 있어 주의가 필요하다.

피부암의 가장 큰 원인은 자외선 노출이다. 권순효 강동경희대학교병원 피부과 교수는 "수명이 길어지면서 햇볕 노출 시간과 자외선 누적량이 많아졌다. 야외 활동이 많아지면서 햇빛 노출이 많아진 점, 과거보다 대기 오존층이 얇아진 점 등으로 환자가 늘고 있다"고 말한다.

피부암이 의심되는 경우 확진을 위해 피부 조직검사를 해야 한다. 기저세포암은 타 장기로의 전이가 비교적 드물지만, 편평세포암이나 악성흑색종은 병기 결정을 위해 컴퓨터 단층촬영(CT)이나 양전자방출단층촬영(PET) 검사를 활용해 전신 전이 여부를 확인한다.

| 피부암 증상 체크 리스트 |

☐ 점의 모양, 크기, 색깔이 갑자기 변하고 비대칭으로 커진다.
☐ 피부 위로 볼록 튀어나온 혹이 생기거나 딱딱하게 만져진다.
☐ 상처가 아닌데 피가 나고, 쉽게 낫지 않고 딱지가 앉았다 떨어지기를 반복한다.
☐ 가렵거나 따끔거리는 등의 감각 변화가 동반된다.
☐ 기존 점 주변에 작은 점들이 생겨난다.

피부암은 대부분 일차적으로 수술이 고려된다. 암세포를 완전하게 제거하기 위해서는 육안으로는 정상처럼 보이는 피부 조직도 포함해 제거해야 한다. 이때 피부 결손이 클 경우 국소피판술 및 피부 이식술 등으로 피부를 재건한다.

타 장기로의 전이가 발견되거나 가능성이 높은 경우에는 수술 이후 전신 항암치료, 방사선치료 등을 진행할 수 있다. 피부암이 얼굴에 많이 나타나는 만큼 미용·기능적 피부 재건도 중요하다.

피부암을 예방하려면 야외 활동을 할 때 반드시 2시간 간격으로 자외선 차단제를 바르고, 양산을 쓰는 등 자외선 차단을 습관화하는 게 가장 중요하다. 초기 악성흑색종을 발견하기 위한 진단법으로는 'ABCDE 방법'이 널리 알려져 있다.

ABCDE의 A는 '비대칭(Asymmetry)'이다. 피부암은 일반 점과 달리 양쪽 모양이 다르다. B는 '경계부(Border)'이다. 피부암은 점과 달리 경계가 명확하지 않다. C는 '색깔(Color)'이다. 색이 균일하지 않고 여러 색이 섞여 있는지 봐야 한다.

D는 '지름(Diameter)'이다. 크기로 대략 6㎜ 이상이 되면 피부암 위험도가 높다. E는 '느린 속도의 전개(Evolving)'이다. 점점 커지거나 튀어나오는지 경과를 봐야 한다. 이런 기준에 해당한다면 피부암일 가능성이 있으므로 피부과에 방문해 검사를 받아보는 게 좋다.

악성흑색종은 양성 모반(점)과는 달리 모양이 상하좌우 대칭적이지 않고 가장자리가 균일하지 않다. 또한 색조가 검은색, 갈색, 회색 등으로 다양하게 나타날 수 있다. 동시에 점의 크기가 커지거나 지름이 6㎜ 이상인 특징이 있다.

조성진 서울대병원 피부과 교수는 "피부에 있는 점이 비대칭적이거나 불규칙한 모양으로 점점 커지는 양상이라면 지체하지 말고, 피부과 전문의를 찾아 적절한 검사와 진료를 받는 게 필요하다"고 말한다.

피부암 예방 수칙

- **자외선 노출 최소화:** 햇빛이 가장 강한 오전 10시부터 오후 4시 사이에는 가급적 야외 활동을 피하고, 그늘에 머무르는 것이 좋다.

- **자외선 차단제 사용:** 외출 시에는 흐린 날에도 자외선 차단제(SPF 30 이상, PA+++ 이상)를 노출 부위에 충분히 바르고, 2시간마다 덧발라야 한다. 물놀이나 땀을 많이 흘릴 경우에는 더 자주 덧발라준다.

- **보호 의류 착용:** 긴소매 옷, 긴 바지, 챙이 넓은 모자, 자외선 차단 기능이 있는 선글라스 등을 착용하여 피부를 보호한다. 옷의 직조가 촘촘할수록 자외선 차단 효과가 좋다.

- **인공 태닝 자제:** 태닝 기기나 선탠실은 피부에 해로운 자외선을 방출하므로 절대 사용하면 안 된다. 자연 태닝 역시 피부 손상을 유발한다.

- **정기적인 피부 자가 검진:** 피부에 있는 점의 모양, 크기, 색깔 변화를 주기적으로 확인한다. 새로운 점이나 의심스러운 변화가 있다면 즉시 피부과를 찾는다.

02
앞이 흐릿하면 의심해봐야 할 '노안과 백내장'

노안은 주로 40대 전후로 나타나고
60세 이상 중 70%는 백내장이다

| 의학 자문 위원 |

현준영 분당서울대병원 안과 교수

"노안은 노인성 질환으로 알려져 있지만,
스마트폰 사용 증가로 인해 젊은 층에서도 발생한다.
백내장은 나이가 들면서 수정체가 혼탁해지는 증상으로,
당뇨·고혈압에 주의하고 금연해야 한다."

● 어느 날 갑자기 책을 읽는데 글씨가 잘 보이지 않거나 스마트폰 화면이 어른거린다면, 이는 '노안이 왔다'는 신호다.

노안은 노화에 따라 나타나는 자연스러운 현상으로 흔히 40대 전후로 발생한다고 알려져 있다. 다만 최근에는 스마트폰, 태블릿PC 등 디지털 기기를 자주 사용하기 때문에 노안 현상이 발생하는 연령층이 점점 낮아지고 있다.

가까운 곳과 먼 곳을 번갈아 볼 때 물체를 뚜렷하게 볼 수 있게 하는 작용을 '조절'이라고 한다. 가까운 물체를 볼 때 수정체의 두께가 증가하고, 멀리 있는 물체를 볼 때는 원래 상태가 되는 식이다.

나이가 어릴수록 수정체의 탄력이 좋기 때문에 조절력이 강하다. 이러한 수정체의 탄력은 20대부터 감소하기 시작해 40대와 50대를 지나면 급격히 떨어진다. 이에 따라 시력이 떨어지게 되는 것이다.

단순한 시력 저하인 줄 알았으나 노안과 다르게 앞이 뿌옇게 보이고 앞이 잘 보이지 않는 질환이 있다. 바로 백내장이다. 단순히 수정체의 탄력이 떨어지는 게 아니라 수정체가 혼탁해지며 빛을 제대로 통과시키지 못하면서 발생한다.

| 백내장 증상 체크 리스트 |

☐ 혼탁해진 수정체로 인해 시야가 흐리거나 왜곡되어 보인다.
☐ 안개 낀 것처럼 시야가 뿌옇게 보인다.
☐ 한 쪽 눈을 가리면 물체가 겹쳐 보인다.
☐ 밝은 곳보다 어두운 곳에서 오히려 더 잘 보인다.
☐ 색 구별이 잘 되지 않고 노르스름해 보이며, 파란색이 칙칙하고 어둡게 보인다.

우리나라 60세 이상의 70%는 백내장이 있을 정도로 유병률이 높다. 백내장은 노화가 주원인이나 당뇨와 외상, 스테로이드 등 약물 복용, 흡연, 음주 등 다양한 요인이 영향을 미친다.

현준영 분당서울대병원 안과 교수는 "최근에는 비교적 젊은 층 중에서도 백내장 증상을 호소하는 경우가 제법 늘고 있는데, 이는 스마트폰과 컴퓨터 사용 증가로 인해 눈의 피로가 누적되면서 수정체가 노화했기 때문"이라며 "평소에 정기적인 안과 검진을 통해 눈 건강을 관리하는 것이 중요하다"고 말한다.

백내장의 주요 증상은 수정체가 혼탁한 위치와 정도에 따라 다르다. 일정 부분만 혼탁해질 경우 한쪽 눈으로 봐도 사물이 두 개로 겹쳐 보이는 단안복시가 나타날 수 있다.

수정체의 중심부가 딱딱해지면서 굴절률이 증가해 가까운 물체가 이전보다 잘 보이게 될 수도 있다. 가령 노안이 와서 잘 안 보이던 가까운 글자나 화면이 갑자기 잘 보이게 되는 식이다.

치료는 '인공 수정체 삽입술'이 흔하다. 혼탁해진 수정체를 제거하고 인공 수정체를 삽입하는 방식이다. 최근에는 초음파를 통해 2㎜ 내외의 미세절개만으로도 제거와 삽입 수술이 가능해져 빠르게 일상으로 복귀할 수 있다. 또 빛 번짐 등이 보완된 다초점 인공 수정체가 개발되면서 환자의 불편함을 덜어주고 있다.

증상이 심하지 않고 합병증이 발생할 가능성이 적다면 수술하지 않고 생활 습관 교정과 약물치료를 통해 진행을 늦추기도 한다. 다만 적절한 수술 시기를 놓칠 경우 최소 절개를 통한 수술이 어려워져 주기적으로 상담을 통해 눈 상태를 살펴야 한다.

현 교수는 "평소에 눈 건강에 도움 되는 생활 수칙을 지키는 게 중요하다"며 "40세 이상 성인은 정기적으로 눈 검사를 받고, 당뇨병과 고혈압, 고지혈증 등 만성질환 관리에 신경을 써야 한다"고 당부한다.

이어 "눈 건강을 악화시키는 담배는 반드시 끊어야 한다"며 "이외에도 실내조명을 밝게 유지하고 콘택트렌즈를 착용할 때는 상담을 받는 것이 도움이 된다"고 조언한다.

잦은 음주도 눈에 치명적이다. 눈은 특히 알코올에 가장 취약한 신체 부위 중 하나다. 과음 시 눈의 모세혈관이 팽창해 충혈되면 체내 수분을 감소시켜 각막의 면역력을 떨어뜨리는 안구건조증을 유발하게 된다. 또한 체내에 흡수된 알코올 성분은 안구에 흐르는 혈액 순환을 감소시키고, 안구 내 영양소 공급을 원활하지 못하게 해 백내장과 같은 질환을 일으킨다.

| 백내장 예방 수칙

- **자외선 차단:** 외출 시 반드시 자외선 차단 기능이 있는 선글라스를 착용하고, 모자를 함께 쓰는 것이 좋다. 자외선은 백내장의 주요 위험 요소 중 하나다.

- **건강한 식단 유지:** 비타민C, 비타민E, 루테인, 제아잔틴 등 항산화 성분이 풍부한 채소와 과일을 충분히 섭취하여 눈 건강을 보호해야 한다.

- **금연 및 절주:** 흡연은 백내장 발생 위험을 크게 높이며, 과도한 음주 또한 좋지 않다. 금연하고 절주하는 것이 눈 건강에 필수적이다.

- **정기적인 안과 검진:** 40세 이상이라면 적어도 1년에 한 번 정기적으로 안과를 방문하여 눈 건강 상태를 확인하고, 백내장 등 안질환을 조기에 발견하는 것이 중요하다.

- **스마트 기기 사용 줄이기:** 장시간의 컴퓨터나 스마트폰 사용은 눈의 피로를 유발한다. 규칙적으로 휴식을 취하고 먼 곳을 바라보는 등 눈의 피로를 풀어주는 것이 좋다.

03
60대 이상 고령층 환자가 80%인 '방광암'

통증 없는 혈뇨가 전조증상이며
국내 남성암 발생 10위다

| 의학 자문 인용 |

김선일 대한비뇨기종양학회 회장(아주대병원 비뇨의학과 교수)
양승철 강남베드로병원 비뇨의학과 원장

> "흡연을 하면 방광암 발병률이
> 많게는 10배까지 증가한다.
> 방광암의 주요 위험 인자가 나이인 만큼
> 40세 이상은 정기검진이 필수다."

● 매년 5월은 '세계 방광암 인식의 달'이며, 같은 달 31일은 '세계 금연의 날'이다. 흡연은 방광암 발병의 주요한 위험 요인으로 알려져 있다. 대한비뇨기종양학회는 이러한 배경을 반영해 5월 마지막 주를 '방광암 바로 알기 주간'으로 정하고 예방수칙을 알리고 있다.

대한비뇨기종양학회에 따르면, 방광은 신장에서 만들어지는 소변을 저장하는 장기다. 잘 늘어나는 근육세포로 이뤄졌으며 탄력성이 얇은 풍선 모양을 하고 있다. 방광암은 이러한 방광에 생기는 악성 종양으로 전 세계에서 10번째로 흔하게 발생한다.

2024년 보건복지부·중앙암등록본부·국립암센터가 발표한 '2022

년 국가암등록통계'에 따르면, 방광암은 남성암 중 발생률 10위 (4,197명)로 나타났다. 2021년 기준 국내 신규 방광암 발생자 수는 5,169명으로 약 10년 전인 2010년 3,553명 대비 45% 증가했다. 특히 국내 방광암 환자의 10명 중 약 8명이 60대 이상으로 집계됐다.

전문가들은 특히 흡연을 방광암 발생의 주요 요인으로 꼽는다. 양승철 강남베드로병원 비뇨의학과 원장은 "담배 연기에는 나프틸아민과 벤젠 등 암을 유발하는 다양한 발암 물질이 있다"며 "이 물질이 체내 혈액에 흡수된 다음 소변을 통해 신장과 방광에 도달하는데, 이때 발암 물질을 포함한 소변이 방광에서 오랫동안 저류되며 암을 유발하게 된다"고 설명한다.

또한 "현장에서 만난 환자들은 대부분 흡연자이거나 흡연 경험이 있다"며 "실제로 흡연자들은 비흡연자 대비 방광암 발병 위험이 2배에서 많게는 10배까지 증가한다는 조사 결과도 있다"고 말한다.

대한비뇨기종양학회는 증가하는 국내 방광암 위험에 대비하고자 '방광암 5대 예방수칙'을 만들어 발표했다. 흡연자라면 반드시 금연하기, 직업상 화학 물질에 많이 노출된다면 '작업장 안전 수칙' 준수하기, 과일과 채소가 많은 균형 잡힌 식단 유지하기, 매일 수분 2ℓ가량 섭취하기, 40대 이상 성인은 정기적인 소변 검사를 통해 '미세 혈뇨' 여부 확인하기 등을 제시하고 있다.

특히, 전문가들은 방광암의 가장 흔한 증상인 '통증 없는 혈뇨'가 발생했을 때 비뇨의학과에 방문해 정확한 검진을 받아야 한다고 당부한다.

양 원장은 "결석과 염증은 위험도에 비해 통증이 매우 크지만 무통성 혈뇨는 통증이 전혀 없고 2~3일가량 소변에 짧게 피가 비치다가 증상이 다시 사라진다"며 "대수롭지 않게 여기는 경우가 많은데 이렇게 될 경우 적정 시기를 놓치게 된다"고 말한다.

| 방광암 증상 체크 리스트 |

- ☐ 통증 없이 소변에 피가 섞여 나온다.
- ☐ 소변이 자주 마렵고 소변을 참기 어렵다.
- ☐ 소변을 볼 때 통증이 있거나 배뇨 후 잔뇨감이 있다.
- ☐ 골반이나 옆구리에 통증이 느껴진다.
- ☐ 체중 감소, 식욕 부진 등 전신 증상이 나타난다.

학회에 따르면, 혈뇨는 소변에 피가 눈으로 보이는 육안적 혈뇨와 눈으로는 보이지 않는 미세 혈뇨로 구분된다. 방광암 환자의 약 85%는 소변에 피가 섞여 나오는 혈뇨를 경험하며 소변에서 피가 보이는 육안적 혈뇨가 나타나는 경우 방광암 가능성이 더 높은 것으로 알려져 있다.

김선일 대한비뇨기종양학회 회장(아주대병원 비뇨의학과 교수)은 "방광암의 주요 위험 인자가 '나이'인 만큼 눈으로 혈뇨가 확인되지 않더라도 40대 이상 성인이라면 정기적인 소변 검사를 통해 미세 혈뇨 여부를 확인해야 한다"고 당부한다.

또한 "방광암은 조기에 발견할 경우 생존율이 85% 이상으로 높게 나타나지만, 다른 장기로 전이가 된 후 발견하면 생존율이 11% 정도로 크게 낮아진다"며 "혈뇨가 있다면 반드시 가까운 비뇨의학과에 방문해 검진을 받아봐야 한다"고 강조한다.

방광암은 60~70% 정도가 초기 또는 1기에 진단된다. 이때 내시경 방광 종양 절제술로 검사와 치료를 진행한다. 전체 방광암의 70~80%를 차지하는 표재성(비근 침윤성) 방광암 치료는 경요도 절제술이 기본으로 꼽힌다.

다만, 절제술 후 조직학적 징후나 종양의 개수, 크기, 재발 기간 등을 고려해 방광 내에 BCG(결핵균을 이용한 면역 치료제)나 항암제 같은 약물을 주입한다. 표재성 방광암이라도 경요도 절제술로 완전 절제가 불가능하거나 보존 치료에 반응하지 않으면 방광 적출술을 고려할 수 있다.

| 방광암 예방 수칙

- **금연:** 전체 방광암의 약 절반 정도가 흡연과 관련이 있다. 모든 형태의 담배(궐련, 전자담배, 시가 등)를 피하는 것이 방광암 예방에 가장 중요하다.

- **화학 물질 노출 최소화:** 특정 산업(고무, 가죽, 인쇄, 섬유, 페인트 등)에 종사할 경우 작업장 안전 수칙을 철저히 준수하고, 보호 장비를 착용하여 화학 물질 노출을 최소화한다.

- **충분한 수분 섭취:** 물을 충분히 마셔서 소변을 자주 배출하면 방광 내에 발암 물질이 머무는 시간을 줄일 수 있다. 이는 발암 물질이 방광 점막에 접촉하는 시간을 단축시켜 방광암 위험을 낮추는 데 도움이 된다.

- **과일과 채소 섭취:** 항산화 물질이 풍부한 과일과 채소를 충분히 섭취하는 것이 좋다. 특히 브로콜리, 콜리플라워, 양배추, 케일 등 십자화과 채소는 암 예방에 도움이 된다.

- **정기적인 소변 검사 및 건강관리:** 특히 40세 이상이거나 방광암 위험 인자(흡연, 특정 직업, 가족력 등)가 있는 경우 정기적인 소변 검사를 통해 미세 혈뇨 여부를 확인한다.

04
중년 여성 가려움의 주원인 '호르몬 결핍증'

여성호르몬이 부족해지면
질 건조감, 작열감, 불편감이 나타난다

| 의학 자문 인용 |

김우정 가톨릭대학교 인천성모병원 산부인과 교수
서은주 세란병원 산부인과 과장

> "위축성 또는 노인성 질염으로 인해 불편감이 나타나면 즉시 산부인과로 가야 한다. 자주 씻거나 비누를 사용하는 것은 오히려 몸에 좋지 않다."

● 나이 든 여성은 난소도 노화돼 배란 및 여성호르몬 생산이 점차 중단된다. 대개 1년간 생리를 하지 않으면 폐경으로 진단된다.

그러나 폐경기라도 여러 원인으로 인해 부정 출혈이 나타날 수 있다. 다만 이런 부정 출혈은 건강 문제의 징후일 수도 있기 때문에 주의해야 한다.

특히, 폐경 이후 여성에서는 에스트로겐 양 감소와 질 안의 호르몬 양 변화로 인한 위축성 질염이 생길 수 있다. 이는 비특이성 질염 또는 노인성 질염이라고도 한다. 폐경이 오게 되면 여성의 몸 곳곳에서는 여성호르몬(에스트로겐) 감소에 따른 이상 신호들이 뒤따른다.

위축성 질염은 50~60대 폐경 여성의 약 절반이 경험할 만큼 빈번하다. 난소 제거술, 항암치료나 방사선 치료, 조기폐경인 경우에도 가능하다. 의학적으로는 질 위축과 이에 수반되는 증상을 설명하기 위해 '비뇨생식기 폐경기 증후군(GSM)'이라는 용어를 쓴다.

김우정 가톨릭대학교 인천성모병원 산부인과 교수는 "폐경기 전후나 폐경기를 거치면 난소가 점차 기능을 상실하고 호르몬의 기능도 떨어져 질 점막이 얇아지고 건조해지면서 가려움증, 화끈거림, 통증 등의 증상, 즉 위축성 질염을 겪을 수 있다"고 말한다.

주된 원인은 난소에서 배출되는 여성호르몬 결핍이다. 흔히 첫 번째 징후는 윤활 부족(건조함)인데, 이는 성관계 중에도 느낄 수 있다. 평소 작열감과 불편감을 호소하기도 한다. 두 번째는 비뇨 증상으로 배뇨 통증, 반복적인 요로감염, 절박뇨 등이다.

| 호르몬 결핍증 증상 체크 리스트 |

☐ 갑자기 얼굴과 목이 붉어지면서 열이 오르고, 밤에 땀을 많이 흘린다.
☐ 생리 주기가 불규칙해지거나 양이 줄고, 폐경에 이른다.
☐ 감정 기복이 심해지고, 불안하거나 우울한 기분을 자주 느낀다.
☐ 쉽게 지치고, 무기력함을 느낀다.
☐ 잠들기 어렵거나 자주 깨는 등 수면에 어려움을 겪는다.

가려움증은 장시간 지속되며 몹시 심하고, 쉽게 가라앉지 않아 반복해서 긁게 된다. 이로 인해 상처가 발생하거나 세균 감염이 더 쉽게 일어나게 된다. 따라서 이런 증상이 보이면 곧바로 병의원에 가서 검사와 치료를 받아야 한다.

질 점막이 얇아지고 분비물이 줄면서 가벼운 자극에도 쉽게 출혈이 일어나고 성교통 등이 발생할 수도 있다. 성교통은 "지옥에 갔다 왔다"고 표현할 만큼 심할 수도 있어, 부부간 질환에 대한 이해가 중요하다.

위축성 질염의 근본 원인은 호르몬 부족에 의한 변화이므로 호르몬 보충 치료가 필요하다. 세균 제거를 위해 항생제 연고를 바를 수도 있지만, 우선 부족한 호르몬을 보충해 주는 치료를 진행해야 한다.

김 교수는 "질 도포용 에스트로겐 질정이나 크림은 폐경 후 질 위축으로 인한 증상뿐 아니라 성교 시 심한 통증을 감소시키는 데 도움이 되고, 전신으로 흡수되는 양이 미미해 유방암 등 발생 위험도 높이지 않는다"고 당부한다.

위축성 질염은 일상생활에서 잘 관리해 주는 게 중요하다. 저용량의 경구 여성호르몬 제제 복용도 도움이 될 수 있다. 다만, 고령 환자에게는 여성호르몬 제제의 득실이 있는 만큼 전문의와 상의 후 선택해야 한다.

위축성 질염은 청결하지 못해서 생기는 질환이라기보다 오히려 잦은 세척이나 잘못된 방법의 세척이 증상을 악화시킬 수도 있다. 너무 자주 씻는다거나 씻을 때 바디워시나 비누를 자주 쓰는 것은 좋지 않다.

세균 유입을 막으려면 질 내부를 적당한 산성으로 유지해야 한다. 하지만 바디워시나 비누는 오히려 질 내 산성도 균형을 깨뜨려 세균이 살기 좋은 환경을 만들기 쉽다. 여성 청결제는 증상을 완화하는 데는 도움을 줄 수 있지만, 근본적 치료 방법은 아니다.

의료진들은 위축성 질염 자체가 건강상의 큰 문제는 아닐뿐더러 나이 들면 누구나 생길 수 있다고 강조한다. 많은 여성이 밖으로 드러내기를 꺼려 불편감을 그냥 받아들이는 경향이 있다. 이에 대해 의료진들은 "증상이 나타나면 바로 병원을 오는 게 좋다"고 말한다.

서은주 세란병원 산부인과 과장은 "여성이라면 자연스럽게 폐경을 겪게 되고 이 시기에 다양한 신체적, 정신적 변화를 동반하게 된다"며 "여성에게 부정 출혈은 흔하지만, 폐경 후 출혈은 염증이나 암일 가능성도 있어 반드시 검사를 해야 한다"고 설명한다.

서 과장은 "폐경 이후에는 난소 기능이 둔화해 여성호르몬이 감소하면서 질 점막이 얇아지고 가벼운 자극으로도 쉽게 출혈이 생긴다"면서 "자궁과 난소에 문제가 있는지 확인해야 한다. 부정 출혈은 원인이 다양한 만큼 빠르게 원인을 찾아야 한다"고 조언한다.

호르몬 결핍증 예방 수칙

- **균형 잡힌 식단 유지:** 단백질, 탄수화물, 지방, 비타민, 미네랄을 골고루 섭취한다. 특히 호르몬 합성에 필수적인 단백질과 비타민, 미네랄을 충분히 섭취해야 한다.

- **규칙적인 운동:** 꾸준한 신체 활동은 인슐린 저항성을 개선하고, 성장 호르몬 및 성호르몬 분비를 촉진한다. 주 3회 이상, 하루 30분 정도의 중저강도 운동이 좋다.

- **규칙적인 수면 습관:** 하루 7~8시간 이상 충분히 자는 것이 좋다. 호르몬은 잠자는 동안 가장 안정적으로 분비되고 합성되므로, 숙면은 호르몬 건강에 매우 중요하다.

- **스트레스 관리:** 만성적인 스트레스는 신체 상태에 불균형을 초래할 수 있다. 명상, 요가, 취미 활동, 충분한 휴식 등을 통해 스트레스를 효과적으로 관리하는 것이 중요하다.

- **정기적인 건강검진 및 조기 발견:** 특정 증상이 있거나 가족력이 있다면 주기적으로 호르몬 관련 검사를 받으면서 호르몬 수치를 확인하는 것이 좋다.

05
방치하면 꼬부랑 노인 되는 '골다공증'

골다공증성 골절은 재골절은 물론
통증과 사망 위험도 높인다

| 의학 자문 인용 |

김성규 전남대학교병원 정형외과 교수

> "뼈 건강의 관리에 소홀하면
> 호미로 막을 일을 가래로 막게 된다.
> 척추 골절을 방치했다가는
> 꼬부랑 허리 변형까지 올 수 있다."

● 골다공증은 고령층에서 놓치기 쉬운 질환 중 하나다. 평소 뼈 건강의 관리에 신경 쓰지 않으면 골절로 이어져 호미로 막을 것을 가래로 막게 될 수 있다. 고령층은 뼈 건강을 꼼꼼히 점검할 필요가 있다.

의료계에 따르면, 골다공증은 뼈의 강도가 약해져 골절 위험이 증가하는 질환이다. 골절 전에는 특별한 증상이 없어 이를 모르고 지내기 쉽다. 골다공증은 특히 여성에게서 발병률이 높다.

우리나라에서는 60대 초반 여성은 절반가량, 60대 후반 여성은 5명 중 3명 이상이, 70대 여성은 4명 중 3명이 골다공증 환자로 보고됐다.

골다공증으로 인해 얇아지고 속이 비어 있는 뼈는 일반적으로 골절이 발생하지 않을 정도의 작은 충격에도 쉽게 부러진다.

그런데 이런 골다공증성 골절은 한 번 발생하면 통증과 사망 위험을 증가시킬 뿐만 아니라 재골절 위험이 커진다. 따라서 고령층이라면 치료와 관리를 통해 뼈를 튼튼하게 유지하거나 사전 진단을 통해 골절 위험을 차단해야 한다.

| 골다공증 증상 체크 리스트 |

☐ 별다른 이유 없이 키가 줄어들고 등이 굽는다.
☐ 작은 충격에도 뼈가 쉽게 부러진다.
☐ 만성적인 허리 통증을 느낀다.
☐ 무거운 물건을 들거나 재채기를 할 때도 통증이 있다.
☐ 손목, 척추, 고관절 부위에 통증을 느낀다.

고령자의 경우 키가 3㎝ 이상 줄었다면 이미 척추가 골절됐을 가능성이 높다. 척추는 골다공증성 골절이 가장 흔하게 발생하는 부위다. 하지만 척추 골절 환자 중 2/3는 이를 모른 채 살아간다.

척추 골절을 방치하면 추가 골절을 동반해 흔히 '꼬부랑 할머니'라 불리는 허리 변형까지 발생할 수 있다. 더 심한 경우에는 하지 마비 증상도 뒤따를 수 있다. 척추 골절 환자의 1/3은 골절 후 2년 이상이 지나도 지속적이고 심한 통증을 느낀다고 알려졌다.

골다공증 진단에는 골밀도 검사가 가장 중요하다. 골밀도 측정값

(T-score)이 -2.5 이하면 골다공증으로 진단한다. T-score가 1만큼 감소하면 정상인보다 골절 위험이 2~3배로 증가한다. -3 미만일 때는 골절이 매우 임박한 초고위험군으로서 신속한 치료가 필요하다.

골밀도 검사는 대부분 5~10분 이내 쉽게 받을 수 있다. 검사비도 비교적 저렴해 부담 없이 가까운 보건소나 병원에서 뼈 건강을 확인할 수 있다. 권고 대상은 6개월 이상 무월경을 보이는 폐경 전 여성, 폐경 후 여성, 70세 이상 남성, 골다공증 골절 과거력이 있는 사람이다.

골다공증으로 인한 골절은 또 다른 골절을 예고한다. 과거 골다공증성 골절 이력을 지닌 사람이라면 재골절을 주의해야 한다. 최소 한 번 이상의 골절을 겪었다면 이미 뼈가 매우 약해졌을 가능성이 높다. 따라서 이 경우 골밀도 수치와 상관없이 초고위험군으로 진단할 수 있다.

여기에는 최근 1~2년 이내 골절을 경험한 환자, 골절 경험이 없어도 골밀도 T-점수가 -3 미만인 환자, 이전 골다공증성 골절 경험이 있으면서 T-점수가 -2.5 이하인 환자, 뼈에 나쁜 영향을 미치는 약제나 골다공증 약물치료 중 골절이 발생한 환자 등이 포함된다.

고령인구의 증가로 골다공증성 골절 발생 건수도 연평균 9.3% 증가하고 있다. 재골절을 겪는 환자 수도 늘어나고 있다. 연구에 따르면, 전체 재골절의 절반이 첫 번째 골절 발생 후 2년 이내에 발생한다. 재골절은 첫 골절 대비 치료비가 증가하고, 사망률도 오른다.

김성규 전남대학교병원 정형외과 교수는 "고령자는 장기간의 침상 생활에 따른 심각한 합병증을 겪을 수 있어 골다공증 치료가 필요하다"며 "치료의 목표는 골절 예방으로, 골절 위험에 따라 어떤 치료제로 시작할지 결정하는데, 초고위험군은 골형성 촉진제를 우선 권고한다"고 말한다.

골다공증 치료제는 낡은 뼈의 파괴를 억제하는 골흡수 억제제와 새로운 뼈의 생성을 돕는 골형성 촉진제로 나뉜다. 만약 이전 골절 경험이 있거나 골밀도 수치가 -3 미만인 초고위험군이라면 골형성 촉진제가 1차 치료로 권고된다.

김 교수는 "전문가의 진료 후 가장 적합한 약제를 선택하고 꾸준히 치료하는 게 중요하다"며 "특히 초고위험군은 가장 최근에 개발된 이중 작용 기전의 골형성 촉진제로 월 1회 주사를 맞으며 1년간 치료했을 때 골밀도 수치가 빠르게 개선되는 것을 확인했다"고 말한다.

또한 "골형성 촉진제 치료를 마친 이후에도 골절 위험은 존재한다"며 "이후부터는 장기지속치료에 적합한 6개월 1회 주사제 등의 골흡수 억제제로 치료를 계속하는 게 중요하다"고 설명한다.

골다공증 예방 수칙

- **충분한 칼슘 섭취:** 식품을 통한 섭취가 우선이다. 우유, 요구르트, 치즈 등 유제품, 뼈째 먹는 생선(멸치 등), 해조류, 녹색 잎채소(케일, 브로콜리) 등 칼슘이 풍부한 식품을 꾸준히 섭취한다.

- **비타민D 충분히 섭취 및 햇볕 쬐기:** 비타민D는 칼슘 흡수를 돕는 중요한 영양소다. 하루 15~30분 정도 햇볕을 쬐는 것으로도 피부에서 비타민D가 합성될 수 있다.

- **규칙적인 체중 부하 운동:** 걷기, 조깅, 계단 오르기, 댄스 등 자신의 체중을 이용하는 운동은 뼈에 자극을 주어 골밀도 유지 및 증진에 도움이 된다.

- **금연 및 절주:** 흡연은 뼈를 만드는 세포의 기능을 저하시키고 골밀도를 감소시킨다. 과도한 음주는 칼슘 흡수를 방해하고 뼈 형성을 억제하며, 균형 감각을 저하시킨다.

- **정기적인 골밀도 검사:** 폐경 후 여성, 고령 남성, 스테로이드 장기 복용자, 갑상선 질환자 등은 정기적인 골밀도 검사(DEXA)를 통해 자신의 뼈 상태를 확인해야 한다.

06
짧은 외출도 두렵게 만드는 '요실금'

짧은 만남도 두려워지게 만드는
'사회적 암'이다

| 의학 자문 인용 |

김동수 경희대병원 비뇨의학과 교수
김정준 가톨릭대학교 인천성모병원 비뇨의학과 교수

> "국내 요실금 환자 수는 500만 명으로 추산되며,
> 고령화 시대에 증가세에 있다.
> 방광 자극이 심해 겨울철이면 증상이 심해지며,
> 수술 없이 치료가 가능하다."

● 기침하거나 웃을 때, 물건을 들거나 화장실이 급할 때 나도 모르게 소변이 새는 경우가 발생할 수 있다. 이렇게 본인 의지와 상관없이 소변이 새어 나오는 증상을 '요실금'이라고 한다. 모임은커녕 짧은 만남도 두려워 집에만 있게 된다는 의미에서 '사회적 암'으로 불린다.

의료계에 따르면, 요실금은 겨울철에 증상이 더 심해진다. 날씨가 추워지면 방광의 자극이 심해지고 땀과 호흡으로 빠져나가는 수분량이 줄어 요실금의 양이 증가하기 때문이다. 요실금은 복압성 요실금, 절박성 요실금, 일류성 요실금 등으로 나뉜다.

복압성 요실금은 기침하거나 앉았다 일어날 때, 누웠다 일어날 때처럼 복압이 상승할 때 소변이 샌다. 절박성 요실금은 참을 수 없을 정도로 소변이 심하게 마렵거나 참지 못해 샌다. 일류성 요실금은 소변을 제대로 보지 못해 잔뇨가 쌓이면서 소변이 넘치는 증상이다.

김정준 가톨릭대학교 인천성모병원 비뇨의학과 교수는 "노화 현상 중 일부로 생각할 수 있지만, 이는 사실이 아니다. 적극적 치료가 필요한 병적 상태"라며 "병원을 찾는 것 자체를 주저하는 경우가 많지만, 비수술적으로 치료해야 하는 종류의 요실금도 흔하다"고 조언한다.

김동수 경희대병원 비뇨의학과 교수도 "요실금은 성별이나 연령에 관계없이 증상이 나타날 수 있지만, 주로 갱년기 중년 여성에게 많이 발생한다"며 "우리나라 환자는 500만 명으로 추정되며 평균 수명이 증가한 고령화 시대에서 계속 증가하는 추세"라고 말한다.

여성에서 흔한 복압성 요실금은 요도와 방광을 지지하는 골반 근육이 약해져 생긴다. 임신과 출산, 폐경, 자궁질환(자궁 적출) 등으로 요도가 닫히는 능력이 떨어지기 때문이다. 여성은 남성보다 요도의 길이가 짧아 요실금이 더 잘 생긴다.

최근 젊은 층에서도 요실금이 발생하는데, 커피나 탄산음료 등에 있는 카페인이 이뇨 작용을 촉진해 방광과 요도를 자극하기 때문이다. 방광에 소변이 조금만 차도 속옷이 젖는 절박성 요실금은 요로

감염이나 약물 복용, 뇌신경질환이 원인이 돼 나타난다.

진단을 위해 병력 청취 및 각종 검사를 하고, 배뇨일지를 작성해 배뇨 행태를 파악한다. 요실금은 원인에 따라 치료 방법이 다르므로 원인에 맞춰 치료하는 게 중요하다. 치료법으로는 방광훈련, 골반저근운동, 바이오피드백, 약물요법, 수술요법 등이 있다.

| 요실금 주요 증상 체크 리스트 |

- ☐ 재채기, 기침, 웃을 때 소변이 샌다.
- ☐ 소변이 마려우면 참지 못하고 바로 나온다.
- ☐ 화장실에 가기 전이나 후에 소변이 흐른다.
- ☐ 밤에 자다가 소변이 마려워 자주 깬다.
- ☐ 속옷이나 이불이 자주 젖는다.

복압성 요실금은 심하지 않으면 체중 감소와 골반저근육 훈련을 통해 증상이 호전될 수 있다. 하지만 증상이 지속되면 요도 기능을 강화하는 슬링(sling) 수술을 시행한다. 요도 밑에 테이프(mesh)를 걸어 주는 방식이다.

절박성 요실금은 약물치료와 행동치료를 병행해 치료한다. 정상적 배뇨에 관한 교육과 함께 바이오피드백, 자기장 치료, 케겔 운동 등을 하면 방광의 크기가 늘어나고 강화돼 치료 효과를 높일 수 있다.

항콜린제라는 약물로 불필요한 방광의 수축을 억제하고 방광의 용적을 늘리거나 베타 작용제 등으로 중추신경계를 조절해 증상을 줄일 수 있다. 약물이 효과가 없다면 방광 벽에 보톡스를 주사해 근육을 부분적으로 마비시키는 치료를 받는다.

절박성 요실금과 복압성 요실금이 동반한 혼합성 요실금은 약물치료와 수술적 치료를 동시에 진행하는 게 원칙이지만, 수술적 치료 혹은 약물치료를 단독으로 먼저 시행해 볼 수도 있다.

요실금 예방을 위해서는 충분한 섬유질을 섭취하고, 방광에 자극을 주는 카페인이 많은 커피와 맵고 짠 음식을 줄인다. 올바른 배뇨 습관을 지니도록 노력하고, 비만 교정, 금연, 변비 치료 또한 도움이 된다.

김동수 교수는 "요실금은 첫 병원 방문과 진단을 위한 검사가 번거로울 수 있지만, 비교적 쉽게 치료할 수 있는 질병이다"라며 "절대로 부끄럽다고 숨기지 말고 적극적인 치료를 통해 활기찬 삶을 되찾도록 해야 한다"고 당부한다.

김정준 교수도 "최근 나이와 성별을 막론하고 저녁 식사를 건너뛰거나 양을 줄일 경우 요실금뿐 아니라 다른 여러 건강 지표가 향상된다는 결과가 있다는 점을 감안하면, 아침과 점심을 든든히 먹고 저녁 식사를 생략하는 것부터 시작해 보는 것도 추천한다"고 말한다.

요실금 예방 수칙

- **꾸준한 케겔 운동:** 소변을 참는 것처럼 항문과 질 주변 근육을 5~10초간 수축했다가 이완하는 운동을 반복한다. 하루 50~100회 정도 꾸준히 실천하는 것이 중요하다.

- **정상 체중 유지:** 과체중이나 비만은 복압을 증가시켜 방광에 압력을 가하고 요실금 발생 위험을 높인다. 적절한 체중을 유지하는 것은 요실금 예방에도 도움이 된다.

- **방광 자극 식품 제한:** 카페인(커피, 녹차, 홍차 등), 알코올, 탄산음료, 매운 음식, 신 음식, 초콜릿, 인공감미료 등은 방광을 자극해 요실금 증상을 악화시킬 수 있다.

- **적절한 수분 섭취:** 물을 너무 적게 마시면 방광을 자극할 수 있고, 너무 많이 마시면 요실금 증상이 악화될 수 있다. 하루 1.5~2.4ℓ 정도가 적정량이다.

- **변비 예방 및 관리:** 만성 변비는 골반 근육에 부담을 주고 요실금을 악화시킬 수 있다. 섬유질이 풍부한 음식 섭취, 충분한 수분 섭취, 규칙적인 운동이 좋다.

제2장

나이가 들면 떨어지는 감각들

01
그냥 두면 치매 위험 키울 수 있는 '난청'

중년 이후에는 해마다 한 번
청력 검사를 받아야 한다

| 의학 자문 인용 |

선우웅상 가천대 길병원 이비인후과 교수
장지원 고려대학교 안암병원 이비인후과 교수

> "나이가 들면 청각 기능이 약해져
> 상대방의 대화가 명확히 들리지 않는다.
> 국내 65세 이상 고령자의 *38%*가
> 노인성 난청 환자다."

● 흔히 '가는귀먹었다'쯤으로 생각하기 쉬운 난청은 삶의 질을 떨어뜨릴 뿐만 아니라 치매 등으로 이어져 세심한 주의가 필요하다. 고령화가 급속도로 진행되는 나라에서는 난청 환자가 증가하고 있다.

대한이비인후과학회에 따르면, 65세 이상 난청 인구에서 난청 유병률은 약 38%에 달할 만큼 노인들 사이에서 흔하다. 노인 5명 가운데 2명꼴이다. 또한 세계보건기구(WHO)는 2050년까지 전 세계의 25억 명(인구의 25%)이 난청을 가지게 될 것으로 보고 있다.

이에 대해 장지원 고려대학교 안암병원 이비인후과 교수는 "난청은 나이가 들면서 자연스럽게 나타난다고 치부하고 방치하기 쉽다"며 "하지만 노인성 난청은 고립, 외로움, 인지력 저하와 치매 등과도 연관이 있어 삶의 질에 큰 영향을 미친다"고 당부한다.

노인성 난청은 노화로 청각 기관이 퇴행하면서 생기는 청력 감소를 말한다. 노인성 난청은 내이(달팽이관)나 귓속 신경계의 수많은 청각 세포가 노화로 퇴행하고, 뇌로 신호를 제대로 보내지 못해 생긴다.

| 난청 주요 증상 체크 리스트 |

☐ TV나 라디오 소리를 자꾸 크게 키운다.
☐ 시끄러운 곳에서 대화 내용을 잘 알아듣지 못한다.
☐ 상대방에게 자주 "다시 말해줘"라고 부탁한다.
☐ 전화 통화 내용이 명확하게 들리지 않는다.
☐ 귀에서 '삐' 소리나 '윙' 소리 같은 이명이 들린다.

난청은 양쪽 귀에 비슷하게 생기고, 대개 높은음이 잘 안 들리며, 낮은음은 비교적 잘 들을 수 있다. 말소리는 들리지만, 말의 내용을 이해하지 못한다. 보통 남자가 여자보다 좀 더 낮은 연령에서 생기고, 고음 영역의 청력 감소가 더 심하게 나타나는 경향이 있다.

가장 큰 원인은 '나이'다. 나이가 들면서 내이(달팽이관)의 세포가 손상되거나 사라지고, 청각 신경의 기능이 약해지면서 발생한다. 장기간 소음에 노출된 사람들에게 더 일찍 나타날 수 있으며, 유전적 요인도 무시할 수 없다. 당뇨병, 고혈압 등 만성질환도 관련될 수 있다.

대화 중 상대방의 말을 명확히 알아듣지 못해 되묻는 경우가 일반적인 증상이다. 고음역의 소리가 잘 들리지 않아 자음을 명확히 변별하지 못하게 된다. 이에 따라 대화에서 잘 못 알아듣거나 다르게 알아들어 대화할 때 어려움이 발생할 수 있다.

고음은 잘 안 들리지만, 저음은 잘 들리기 때문에 자동차, 트럭 소리는 여전히 잘 들을 수 있다. 겉보기에는 체력이나 건강상의 이상이 없는 경우도 있다. 따라서 다른 질환만큼 크게 위험하다고 인식하지 못하는 사람들이 많다.

장 교수는 "초기에는 증상이 경미해서 조금 안 들리는 것쯤이야 하며 간과하기 쉬운데, 방치하면 더 나빠질 가능성이 크다"며 "난청이 심해질수록 의사소통에 어려움을 겪게 되고, 사회적 고립감과 의사소통 장애가 심해진다"고 말한다.

특히, 중등도 난청 환자는 치매 발병률이 3배, 고도 난청 환자는 5배까지 높아진다는 연구 결과가 있다. 이는 난청으로 인해 뇌가 소리 자극을 충분히 받지 못하면 인지기능이 저하되고 치매로 이어질 가능성이 커진다는 의미다.

자녀나 주변 사람들이 부모의 행동 변화를 눈여겨보고, 조기에 청력 검사를 권유하는 게 중요하다. 노인성 난청은 회복되지 않는 질환이지만, 다양한 방법을 통해 증상을 호전시킬 수 있다.

가장 효과적인 방법은 '보청기 착용'이다. 그러나 국내 난청 인구 중 보청기를 사용하는 사람은 절반 정도에 불과하다. 보청기 사용을 꺼리는 이유는 다양하다. 그중에는 과거 출시된 보청기를 사용하고 보청기를 부정적으로 생각한 경우도 포함된다.

선우웅상 가천대 길병원 이비인후과 교수는 "과거 보청기는 모든 소리를 확대해서 들려주기 때문에 큰 소리를 너무 크게 듣게 되는 등 불편함이 있었다"면서 "현재는 기술의 발달로 주변 소리를 위화감 없이 최대한 자연스럽게 들을 수 있게 됐다"고 말한다.

난청이 심해지기 전에 보청기를 착용하면 어음 변별력이 퇴화하지 않고, 보청기 적응도 빠르며, 나아가 치매 발병 위험을 낮출 수 있다. 일반적인 대화 소리를 잘 듣지 못하는 중등도 난청부터 보청기 착용이 권장된다. 고도 난청의 경우, 인공와우 수술을 고려할 수 있다.

선우 교수는 "중년 이후라면 1년에 한 번 정도는 청력 검사를 실행해서 난청 여부를 확인하는 게 좋다"며 "또한 난청은 물론 청력에 이상이 있다면 반드시 조기에 치료하고 관리하는 게 노후를 건강하게 보내는 방법이 될 수 있다"고 조언한다.

난청 예방 수칙

- **소음 노출 피하기:** 스마트폰 등으로 음악을 들을 때 최대 볼륨의 60% 이하로 듣고, 60분 이상 연속으로 듣지 않도록 한다. 노이즈 캔슬링 이어폰을 사용하면 효과적이다.

- **면봉 사용 금지:** 면봉은 오히려 귀지를 안으로 밀어 넣거나 외이도에 상처를 내어 염증을 유발할 수 있다. 귀지는 보통 자연적으로 배출되므로 굳이 제거할 필요가 없다.

- **정기적인 청력 검진:** 난청은 당사자가 인지하기 어려울 수 있다. 특히 시끄러운 환경에 자주 노출되는 직업을 가졌거나 가족력이 있는 경우, 정기적으로 청력 검사를 받는다.

- **건강한 생활 습관 유지:** 흡연은 혈액 순환을 방해하여 달팽이관 등 귀 내부 기관의 손상을 유발할 수 있으며, 과도한 음주 또한 청력에 좋지 않은 영향을 미칠 수 있다.

- **이독성 약물 복용 주의:** 특정 항생제(아미노글리코사이드 계열), 일부 이뇨제, 아스피린(고용량) 등 일부 약물은 귀에 독성을 유발하여 난청이나 이명을 일으킬 수 있다.

02
소리 없이 다가오는 시력 도둑 '녹내장'

증상이 느껴지면 이미 말기이므로
평소 관리가 중요하다

| 의학 자문 인용 |

김용찬 가톨릭대학교 인천성모병원 안과 교수
유정권 고려대학교 안암병원 안과 교수
이종연 가천대 길병원 안과 교수

"녹내장은 초기에는 뚜렷한 증상 없이 시력이 서서히 나빠져 감지하기가 어렵다. 완치는 어려우며, 주기적인 운동은 예방과 진행 속도 조절에 도움이 된다."

● 녹내장은 당뇨병성망막증, 황반변성과 함께 3대 실명 질환으로 꼽힌다. 안압 상승으로 시신경이 눌리거나 혈액 공급 장애가 생겨 시신경에 이상이 생기는 질환이다.

녹내장은 뚜렷한 증상이 없어 알아차리기 어렵다. 병이 심해져 실명에 이를 때에야 비로소 시야가 흐릿한 것을 감지해 '소리 없는 시력 도둑'이라고 부른다.

국민건강보험공단의 녹내장 진료 현황을 분석한 결과에 따르면, 녹내장 증상으로 인한 진료 인원은 2016년 80만 8,012명에서 2021년 108만 7,675명으로 34.6%로 늘었다. 인구 10만 명당 진료 인원은 같은 기간 1,592명에서 2,116명으로 32.9% 증가했다. 1인당 진료비는 2016년 24만 1,000원에서 2021년 37만 3,305원으로 54.8% 불어났다.

전문가들은 한목소리로 "조기에 발견해 적절히 치료하면 실명을 예방할 수 있다"며 "주기적인 유산소 운동은 녹내장 예방과 진행 속도 조절에 큰 도움이 된다. 또한 금연을 하고, 안압이 올라갈 상황은 피해야 한다"고 강조한다.

의료계에 따르면, 안압 상승과 노화가 녹내장의 원인이다. 다만, 안압이 낮다고 모두 녹내장에 안전한 게 아니다. 정상 안압은 일반적으로 10~21㎜Hg인데 안압이 정상 범위에 있어도 시신경이 손상되곤 한다. 국내 환자의 80~90%는 안압 수치가 정상인 '정상안압녹내장'을 앓고 있다.

유정권 고려대학교 안암병원 안과 교수는 "안압이 높은 경우 시신경이 압박받아 시야 손상으로 이어진다"며 "안압은 정상이어도 안압의 변동 폭이 크거나, 근시로 인해 시신경이 약해졌거나, 시신경 혈액 순환이 잘 안 되는 경우 혹은 유전자 이상 등으로 녹내장이 생긴다"고 말한다.

중년 여성에게는 급성 폐쇄각녹내장이 발생한다. 처음에는 두통과 구역감으로 인해 뇌질환으로 착각하기 쉽다. 이 질병은 나이가 들면서 두꺼워진 수정체보다 눈의 용적이 작아 눈 안에 영양분을 공급하는 액체인 방수를 배출하는 전방각 내 섬유주를 막으면서 발생한다. 처치가 지연되면 실명으로 이어질 수 있다.

녹내장이 발생하면 시야의 주변부부터 보이지 않게 되고, 그 증상이 시야의 중심부로 확대된다. 증상은 장기간에 걸쳐 천천히 나타나기 때문에 자각하기 어렵고, 병이 진행된 뒤에야 알게 된다. 말기 녹내장이더라도 시야만 좁아지고 시력은 1.0까지 유지된다.

| 녹내장 주요 증상 체크 리스트 |

☐ 시야가 점점 좁아지는 느낌이 든다.
☐ 안개 낀 것처럼 시야가 흐릿해 보인다.
☐ 불빛 주변에 달무리가 보이거나 무지개 빛깔이 겹쳐 보인다.
☐ 두통이나 안구 통증이 느껴진다.
☐ 눈이 쉽게 피로해진다.

계단을 헛디디거나 넘어지고, 낮은 문턱에 머리를 부딪치거나 운전 중 표지판 등이 잘 보이지 않으면 즉시 안과를 찾는 게 좋다. 조기 진단과 치료가 중요한데 진단을 위해서는 검사가 필요하다. 녹내장은 종류에 따라 진행 속도가 달라, 병기에 알맞은 치료 방법을 택해야 한다.

치료를 위해서는 안압을 떨어뜨려 시신경을 보존해야 한다. 그러나 이미 손상된 시신경을 보존할 수는 없고, 손상의 진행을 늦춰야 한다.

이종연 가천대 길병원 안과 교수는 "급성인 경우 안압을 내리는 안약을 넣고 안압 강하제를 복용하는 등 신속히 처치해야 한다"고 조언한다.

이 교수는 "만성인 경우 약물치료로 시작하되 조절되지 않으면 레이저 치료나 수술적 치료를 한다"며 "안압이 내려간 뒤 레이저로 눈 속 방수의 순환이나 배출을 돕고, 안압이 조절된 뒤에도 검사로 녹내장 진행 여부를 확인한다. 치료로도 안압이 조절되지 않는다면 수술을 받는 게 중요하다"고 말한다.

주기적인 운동은 예방과 진행 속도 조절에 도움이 된다. 한 연구에 따르면, 1주일에 10시간 이상 운동을 하면 3시간 이하로 운동하는 사람에 비해 녹내장 진행과 발생이 줄었다. 다만, 근육을 단련하는 무산소 운동은 안압을 높일 수 있어 조깅이나 자전거 타기 등 유산소 운동이 좋다.

유 교수는 "특별한 예방법은 없다"며 "주기적인 검진을 통해 조기에 발견하고 치료를 시작하는 게 현재 최선"이라고 말한다.

김용찬 가톨릭대학교 인천성모병원 안과 교수는 "평소에 꾸준한 검진 없이 뒤늦게 말기 판정을 받거나 평소 녹내장 질환으로 처방받은 약을 잘 지키지 않고 검진 등을 받지 않으면 결국 실명한다"며 "정확한 검진 뒤 적극적으로 치료받으면 당뇨병처럼 평생 관리하면서 유지할 수 있다"고 강조한다.

녹내장 예방 수칙

- **정기적인 안과 검진:** 40세 이상이거나 녹내장 가족력이 있는 경우, 당뇨병, 고혈압 등 전신 질환이 있는 경우에는 1년에 한 번 정기적으로 안과 검진을 받아야 한다.

- **안압 상승 유발 습관 피하기:** 장시간의 스마트폰 시청이나 독서는 안압을 높일 수 있다. 목이나 몸을 꽉 조이는 옷이나 넥타이는 혈액 순환을 방해하여 안압을 높인다.

- **금연 및 절주:** 흡연은 시신경 혈류에 악영향을 미치고, 과도한 음주 또한 안압을 높일 수 있으므로 금연과 절주는 눈 건강뿐만 아니라 전신 건강을 위해서도 필수적이다.

- **건강한 식단 유지:** 고지방 육류를 피하고 녹색 채소, 과일 등 항산화 물질이 풍부한 식품을 섭취한다. 과도한 카페인 섭취는 안압을 높이므로 커피 등을 너무 많이 마시지 않는다.

- **스트레스 관리:** 명상, 적당한 운동, 취미 활동 등으로 스트레스를 해소하는 것이 중요하다. 숙면은 눈의 피로를 풀고 전반적인 신체 기능을 회복하는 데 도움이 된다.

03
등 굽어지고 고집 세진다면 '치매'

치매는 종류에 따라
증세도 판이하게 다르다

| 의학 자문 인용 |

김어수 세브란스병원 정신건강의학과 교수
예병석 세브란스병원 신경과 교수
조한나 강남세브란스 신경과 교수

"루이소체 치매가 오면 동작이 느려지고,
알츠하이머는 기억력이 저하된다.
혈관성 치매인 경우에는 하룻밤 사이에
갑자기 증세가 나타날 수도 있다."

● 흔히 기억력이 저하되거나 성격이 변하는 것을 치매의 전조증상으로 꼽는다. 그런데 실제로는 치매 종류에 따라 증세도 판이하게 다르다.

치매인지 아닌지를 판단하기는 쉽지 않다. 증세가 우울증 같은 다른 병과 헷갈리기도 하고, 단지 고집이 세지는 정도를 가지고 곧바로 치매로 생각하기는 어렵다.

전문가들은 치매는 빨리 진단받고 치료가 빠를수록 예후가 좋다고 말한다. 따라서 평소에 치매 종류에 따른 증세를 알고 있는 것이 조기에 발견하는 데 도움이 된다고 조언한다.

예병석 세브란스병원 신경과 교수는 "'치매 빅 3'인 알츠하이머, 루이소체, 혈관성 치매는 각각 원인은 물론 전조 증세도 다르다"고 설명한다.

예 교수에 따르면, 알츠하이머는 머리에 독성 단백질인 아밀로이드나 타우가 쌓여 발생한다. 루이소체는 알파-시누클레인이라는 단백질이 쌓여 걸리게 된다. 혈관성 치매는 뇌경색이나 뇌출혈 같은 혈관 병변이 원인이다.

치매는 원인이 다른 만큼 증세도 각각 다르게 나타난다. 알츠하이머의 전조증상으로는 기억력 저하가 대표적이다. 했던 얘기를 자꾸 또 하거나 같이 경험해서 다른 가족은 기억하는 수개월 전 일을 환자는 전혀 기억하지 못할 때 의심해야 한다.

루이소체 치매의 증세는 파킨슨병과 비슷하다. 인지기능 저하가 동반되고, 동작(거동)이 느려지고, 자세가 구부정해진다. 하지만 이를 그저 노인에게 많이 나타나는 허리나 무릎 관절 문제라고 생각했다가 병이 시작된 것을 모르고 지나가기도 한다. 또한 집중력과 방향감각 저하, 환시와 섬망, 이유 없이 화내는 감정의 변화도 생긴다.

혈관성 치매는 뇌혈관이 막히는 것이 원인이라 몇 분 사이 또는 하룻밤 사이에 갑작스레 증세가 나타나기도 한다. 알츠하이머 등과 달리 초기부터 마비, 구음장애, 안면마비, 음식섭취장애, 시력상실, 시야장애, 보행장애 등 신경학적 증상을 동반하는 경우가 많다.

알츠하이머는 뚜렷하게 효과가 확인된 치료약은 없고 증상을 완화시키는 약이 사용된다. 루이소체는 알츠하이머에 비해 효과가 좋다. 혈관성 치매는 원인이 뇌경색 등이기 때문에 치료와 예방법도 뇌혈관질환과 똑같다. 혈관성 치매는 고혈압이나 당뇨 같은 위험인자를 조절해 예방할 수 있다.

알츠하이머가 전체 치매의 50%, 루이소체가 10%, 혈관성 치매가 20~30%를 차지한다. 알코올성 치매와 전두 측두엽 치매 등 기타 치매도 10~15%가 된다. 전두 측두엽 치매는 전두엽과 측두엽의 손상으로 인해 발생하는데, 융통성이 없어지고 판단력에 문제가 생긴다. 알코올성 치매는 나이와 관계없이 알코올 과다 섭취로 인해 생긴다.

조한나 강남세브란스 신경과 교수는 "알코올성 치매는 노화로 인한 알츠하이머 등의 다른 치매와는 증세가 다르다"고 설명한다.

나이 들어 생기는 치매는 건망증이나 기억력 저하로 많이 시작되나 알코올성 치매는 성격 변화나 이상 행동으로 시작한다. 알코올이 전두엽에 손상을 많이 일으켜 앞쪽 뇌가 담당하는 기능이 저하되기 때문이다.

이에 따라 하고 싶은 것을 참는 충동 조절에 문제가 생기고 판단 능력이 떨어져 귀가 얇아지거나 고집이 세지는 경우도 있다. 의지나 의욕이 사라져 하루 종일 집에만 있거나 아무것도 안 하려고 하는 증세도 생긴다.

우울증이 깊을 때 치매와 착각할 정도로 비슷한 증세가 나오기도 한다.

김어수 세브란스병원 정신건강의학과 교수는 우울증과 치매는 매우 밀접한 관계가 있다면서 "우울증이 심하면 뇌가 일을 안 해 반응이 없어지고 집중력과 기억력이 떨어져 치매처럼 보인다"면서 "이를 '가성치매'라고 하는데, 우울증 치료를 하면 이 증세도 좋아진다"고 설명한다.

김 교수에 따르면, 우울증 자체가 치매의 위험인자이기도 해서 우울증을 많이 겪었거나 현재 우울증을 겪는 노인은 그렇지 않은 노인보다 2~3배 치매를 더 잘 일으킨다. 또한 이미 치매가 있을 때 우울증까지 생기면 치매 진행이 더 빨라진다.

김 교수는 "많은 경우 노인들의 우울증은 외로움이나 고독, 인간관계에서 겪는 상처가 원인이다. 그리고 스스로 느끼는 외로움이 큰 사람이 치매가 더 잘 생긴다"면서 "우울증을 잘 찾아내고 치료해야 한다. 치매가 뇌질환으로 알려져 있지만 마음의 병이고, 사회적이고 관계적인 병일수도 있다"고 조언한다.

| 치매 예방 수칙

- **규칙적인 신체 활동:** 걷기, 조깅, 수영, 자전거 타기 등 유산소 운동은 뇌 기능을 활성화하고, 뇌 세포 성장을 촉진한다. 주 3회 이상, 하루 30분이 좋다.

- **활발한 두뇌 활동 유지:** 독서, 글쓰기, 외국어 배우기, 새로운 기술 습득, 악기 연주, 퍼즐, 보드게임 등 뇌를 사용하는 활동을 꾸준히 한다.

- **균형 잡힌 식단:** 통곡물, 채소, 과일, 견과류, 생선(특히 오메가-3 지방산이 풍부한 등푸른 생선), 올리브 오일 등을 중심으로 섭취하는 지중해식 식단은 뇌 건강에 유익하다.

- **활발한 사회 활동:** 친구, 가족, 이웃과 자주 교류하고, 동호회나 자원봉사 등 다양한 사회 활동에 참여한다. 사회적 고립은 치매 위험을 높이는 요인 중 하나다.

- **만성질환 관리 및 금연·절주:** 고혈압, 당뇨병, 고지혈증, 심장병 등 혈관 관련 질환은 꾸준히 관리해야 한다. 흡연과 과도한 음주는 뇌 기능을 손상시켜 치매를 유발한다.

04
10분만 걸어도 쥐어짜는 통증
'척추관협착증'

'꼬부랑 할머니병'으로 불리며
노화가 주원인이다

| 의학 자문 인용 |

권우근 고려대학교 구로병원 척추신경외과 교수
김종태 가톨릭대학교 인천성모병원 신경외과 교수

> "척추관협착증은 40~50대부터 시작되며,
> 60~70대 환자에게 가장 흔하게 나타난다.
> 약물로 증상 조절이 가능하며,
> 적절한 초기 치료가 가장 중요하다."

● 나이가 들면 척추도 변화한다. 허리신경을 둘러싸고 있는 척추뼈, 인대, 척추관절 같은 구조들이 퇴행성 변화에 따라 커지거나 모양이 변하게 되면 허리신경이 지나가는 공간이 비좁아질 수 있다. 이에 따른 여러 증상을 '척추관협착증'이라고 한다.

신경외과 교수들에 따르면, 젊은 환자들에게서는 흔히 '디스크'로 알려진 추간판 탈출증이 좀 더 흔한 요통이나 다리 통증의 원인이라면, 척추관협착증은 40~50대 환자가 늘어나기 시작해 60~70대 환자에게 가장 흔하게 발견된다.

주요 증상으로는 허리 통증보다 허리 아래 엉덩이나 다리 불편을 호소하는 경우가 많다. 휴식을 취할 때는 별 증상이 없다가도 오래 서 있거나 걸을 때 하지 쪽으로 쥐어짜는 통증이 나타나고 힘이 빠지는 느낌을 받기도 한다. 10분 이상 오래 걷는 게 힘들 수도 있다.

요추(허리뼈) 추간판 탈출증도 비슷한 증상이 나타날 수 있다. 디스크가 찢어지거나 흘러나오면서 증상을 일으키기에 비교적 급성이다. 그러나 척추관협착증은 수개월 또는 수년에 걸쳐 서서히 진행되기 때문에 언제부터 통증을 느꼈는지, 정확히 표현하기 어렵다.

전체 환자 중 여성 비율이 약 65%로 남성보다 높은 편이다. 일명 '꼬부랑 할머니병'으로 부르는데, 허리를 앞으로 숙이면 통증이 사라진다. 이 증상은 여성에서 더 많이 나타난다. 심해지면 몇 발짝만 걸어도 쉬었다 걸어야 한다.

증상이 서서히 나타나는 만큼 자연 현상으로 치부하거나 곧 나을 거라는 생각으로 병이 상당히 진행된 뒤에야 병원을 찾는 경우가 많다. 조기에 치료하지 않고 방치하면 근력 약화는 물론 다리 감각까지 떨어져 걷기 힘들고 낙상 위험 역시 커진다.

김종태 가톨릭대학교 인천성모병원 신경외과 교수는 "골다공증이 있는 노년층 여성은 뼈가 약해 낙상할 경우 뼈가 부러지기 쉽다"며 "활동이 제한되면 체중이 늘고 비타민D 부족으로 뼈가 더욱 약해지면서 합병증을 야기해 일상생활에 어려움을 초래할 수 있다"고 말한다.

악순환의 고리를 끊기 위해서는 질환 초기에 병원에 가서 적절한 치료를 받는 게 중요하다. 치료는 환자 상태에 따라 단계적으로 이루어진다. 자세 보정, 운동요법, 약물치료, 물리치료, 신경근 차단술 같은 주사 시술 등을 우선 시행한다.

김 교수는 "초기 적절한 진단 검사를 통해 협착증의 부위나 정도 등을 정확히 확인하고 그 정도에 따른 맞춤형 비수술적 치료를 시행하면, 많은 경우에서 효과적인 증상 호전과 중증으로의 악화를 막을 수 있다"고 설명한다.

| **척추관협착증 주요 증상 체크 리스트** |

- ☐ 오래 걸으면 다리가 아프고 저려서 걷다 쉬기를 반복한다.
- ☐ 허리를 앞으로 숙이면 편하고, 뒤로 젖히면 통증이 심해진다.
- ☐ 다리와 엉덩이 부위가 시리거나 쥐가 나는 느낌이 자주 든다.
- ☐ 허리보다 다리나 엉덩이 통증이 더 심하게 느껴진다.
- ☐ 누워 있으면 통증이 줄어들고, 앉아 있을 때는 비교적 편안하다.

그러나 주사 치료를 해도 효과가 한 달 이상 지속되지 못하고 증상이 심해지는 등 일상생활을 하기 어려운 정도로 통증이 심하고 괴롭다면 수술적 치료를 고려해야 한다.

최근에는 척추 내시경수술이 발달해 1~2개 정도의 작은 구멍을 통해서 신경관을 넓혀주는 수술이 가능하다. 1cm보다 작은 구멍으로 수술이 진행돼 상처 및 다른 신체 부위 손상을 최소화할 수 있으며 출혈도 거의 없고, 회복 기간이 짧아 일상생활로의 복귀도 빠르다.

다만, 척추에 종양이나 염증성 질환이나 척추 변형 등이 있으면 전통적인 절개수술 방식으로 치료해야 하므로 전문가의 진단에 따라 환자의 증상과 상황에 따른 최적의 수술 방법을 적용하는 게 좋다.

권우근 고려대학교 구로병원 척추신경외과 교수는 "완벽하게 과거의 상태로 돌아갈 수는 없다"면서도 "다양한 수술적 치료를 통해 충분히 일상생활에 지장이 없을 정도로 관리할 수 있는 질환이니 통증을 억지로 참지 말고, 적극적으로 치료를 받아야 한다"고 당부한다.

권 교수는 "척추관협착증은 노화와 이로 인한 퇴행성 변화에 따라 발생하기 때문에 척추에 무리가 되는 생활 습관을 피하는 게 증상의 완화와 악화 예방에 도움이 될 수 있다"며 "무거운 물건을 나르는 행동은 피하고 바닥에 주저앉는 자세도 자제해야 한다"고 설명한다.

척추관협착증 예방 수칙

- **올바른 자세 유지:** 허리를 곧게 펴고 어깨를 뒤로 젖히는 바른 자세를 유지한다. 장시간 앉아 있을 때는 엉덩이를 의자 깊숙이 넣고 허리에 쿠션을 받치는 것이 좋다.

- **코어 근육 강화:** 복근과 허리 근육을 강화하는 운동은 허리 부담을 줄여준다. 걷기, 수영, 자전거 타기 등 유산소 운동과 스트레칭을 꾸준히 하여 혈액 순환을 돕는다.

- **적정 체중 유지:** 비만은 허리에 가해지는 하중을 증가시켜 척추관협착증의 진행을 가속화할 수 있다. 균형 잡힌 식단과 규칙적인 운동을 통해 적정 체중을 유지하는 것이 중요하다.

- **흡연 및 과도한 음주 피하기:** 흡연은 척추 디스크와 주변 조직으로 가는 영양분 공급을 방해하고, 디스크 퇴행을 가속화한다. 과도한 음주 역시 뼈와 근육 건강에 좋지 않다.

- **허리에 무리가 가는 행동 피하기:** 오래 서 있거나 앉아 있는 것을 피한다. 무거운 물건을 들 때는 무릎을 굽히고 허리를 편 상태에서 들어 올려 허리를 보호한다.

05
시력까지 뚝뚝 떨어뜨리는 '무거워지는 눈꺼풀'

중년들 사이에 치료를 동반한 눈 성형이 늘고 있다

| 의학 자문 인용 |

배경화 김안과병원 성형안과센터 전문의
유영천 강동경희대학교병원 성형외과 교수

"눈꺼풀 성형수술은
눈 피부와 근육을 다루는 수술이다.
눈의 구조를 잘 아는 숙련된 전문의를
선택하는 게 중요하다."

● 일반적으로 눈 성형이라 하면 쌍꺼풀 수술과 같은 미용성형을 떠올리지만 최근에는 미용이 아닌 치료를 목적으로 눈꺼풀 성형수술을 받는 중·장년이 늘고 있다. 하지만 수술이 잘못될 경우, 기능뿐 아니라 외적으로 문제가 생길 수도 있어 눈 상태를 정확히 파악하고 수술을 받는 게 좋다.

의료계에 따르면, 눈은 다른 피부에 비해 얇고 움직임이 많은 부위다. 노화로 피부가 늘어지고 근육의 탄력이 떨어지면 눈꺼풀이 처져 시야를 가리거나 눈 밑 꺼짐, 피부 짓무름 등이 발생해 일상생활에 큰 불편을 줄 수 있다.

유영천 강동경희대학교병원 성형외과 교수는 "눈 밑이 처지면 나이가 들어 보일뿐더러 시력에 영향을 준다"며 "지방을 정상적으로 복원하는 하안검 수술을 통해 교정이 필요한 이유"라고 말한다.

중년 눈꺼풀 수술에는 대표적으로 두 가지가 있다. 하나는 상안검 성형수술이고, 다른 하나는 하안검 성형수술이다.

상안검 수술은 노화로 처진 위 눈꺼풀을 개선하고, 필요에 따라 눈꺼풀 올림근 기능을 강화해 선명한 눈매를 만든다. 우선 위 눈꺼풀은 까만 눈동자를 약 1~2㎜ 정도 살짝 가리고 있는 게 정상이다.

| 일상에서의 눈꺼풀 관리법 |

- ☐ 온찜질로 눈꺼풀 마사지하기
- ☐ 손으로 눈 비비지 않기
- ☐ 꼼꼼하게 눈 화장 제거하기
- ☐ 충분한 수면과 수분 섭취하기
- ☐ 자외선 차단하기

그런데 눈꺼풀이 처지면 동공을 가리게 돼 시야 가림과 결막충혈 등이 나타날 수 있다. 수술을 통해 처진 눈꺼풀의 피부를 절제한 후 부드럽게 봉합해 줌으로써 늘어지고 무거워 보이는 상안검을 더욱 매끄럽고 가볍게 해서 선명하고 생기 있는 인상을 만들어 줄 수 있다.

하안검 수술은 늘어진 아래 눈꺼풀을 개선할 수 있다. 나이가 들면 피부가 늘어지고 주름이 생기는데, 눈 밑의 지방을 싸고 있는 주머니가 약해지면서 불룩하게 튀어나오게 된다. 그러면 실제보다 나이가 들어 보이거나 사나워 보이는 인상을 줄 수 있다.

이에 하안검 수술을 통해 과하게 늘어져 주름진 피부를 일부 제거할 수 있다. 또한 앞으로 밀려 나온 지방을 제거하거나 깊이 파인 골 아래쪽으로 이동시켜 꺼진 부분을 채워줌으로써 하안검을 더욱 매끈하게 만들어 줄 수 있다.

하안검 수술은 비절개 수술과 절개 수술로도 나뉜다. 화장하지 않는 남자나 흉터를 원하지 않는 사람이라면 피부 절개 없이 지방 주머니를 펴주고 격막을 이중으로 복원하는 비절개 수술을 받을 수 있다.

피부를 절개하지 않기 때문에 피부 탄력과 근육의 힘이 되살아나고, 흉터와 눈 뒤집힘 없이 애굣살이 살아난다. 수술은 수면 마취하에 30분가량 소요된다. 실밥 제거가 필요 없고, 수술 다음 날 바로 일상생활이 가능할 정도로 간단한 수술이다.

이런 눈꺼풀 성형수술은 눈 피부와 근육을 다루기 때문에 눈의 구조를 잘 아는 숙련된 전문의를 택하는 게 중요하다. 또한 아시아인은 해부학적으로 얼굴에 콜라겐이 풍부하고 진한 진피와 내구성이 강한 표면을 갖고 있기 때문에 나이와 눈의 상태를 보고 수술법을 고민해야 한다.

정확한 진단 없이 피부를 절개하면 수술 이후 눈이 아래로 뒤집어져 속눈썹 부위가 빨갛게 보이고, 눈이 충분히 감기지 않을 수 있다.

또한 각막에 상처가 날 수 있고, 눈꺼풀 주위 기관들의 기능에 손상을 가져올 수 있다.

수술이 부담스럽다면 레이저나 고주파 초음파 등 리프팅 시술을 시행해 볼 수 있다. 수술보다 빠르게 일상생활에 복귀할 수 있고, 통증이 없어 쉽고 꾸준하게 관리할 수 있다. 피붓결 개선을 위한 시술도 병행하면 수술만 했을 때보다 더 나은 결과를 기대해 볼 수 있다.

배경화 김안과병원 성형안과센터 전문의는 "상·하안검 수술을 생각하는 환자들의 연령대가 높은 만큼 미용뿐만 아니라 기능적인 부분까지 고려해야 한다"며 "수술 전후 발생할 수 있는 상황에 대처할 수 있는 전문의와 충분한 상담 후 수술을 진행하는 게 좋다"고 말한다.

눈꺼풀 성형수술 시 주의 사항

- **신중한 의료진 선택:** 숙련된 성형외과 전문의와 충분히 상담하고, 해당 의사의 경험과 수술 사례 등을 꼼꼼히 확인한다. 저렴한 비용이나 과장된 광고에 현혹되지 않아야 한다.

- **충분한 사전 상담 및 정확한 진단:** 수술 전에 자신의 눈 상태, 원하는 결과, 예상되는 부작용 등에 대해 의료진과 충분히 상담해야 한다.

- **수술 전 금기사항 준수:** 흡연, 음주, 특정 약물(아스피린, 소염진통제 등 혈액 응고에 영향을 미치는 약물) 복용은 수술 전후 합병증 위험을 높일 수 있다.

- **수술 후 관리의 중요성:** 수술 후에는 의료진이 지시하는 회복 기간 동안 냉찜질, 온찜질, 안약 사용, 자세 유지 등 지시 사항을 철저히 따라야 한다.

- **현실적인 기대치 설정:** 개인의 눈 구조, 피부 상태, 회복 능력에 따라 결과가 다를 수 있으므로 수술 전에 현실적인 기대치를 설정하는 것이 중요하다.

06
먹을 때 '꿀꺽' 넘어가지 않는다면 '삼킴 장애'

음식물 삼키기가 힘들어지는 것은
노화 진행 신호다

•

| 의학 자문 인용 |

김원석 분당서울대학교병원 재활의학과 교수
이숙정 가톨릭대학교 대전성모병원 재활의학과 교수

> "식사 때마다 사례가 들리거나
> 가래가 끓는다면 '삼킴 장애'를 의심할 수 있다.
> 음식을 삼키기가 힘들어지면
> 재활치료를 받거나 음식물을 바꿔야 한다."

● 음식을 삼키는 일은 우리가 일상적으로 행하는 자연스러운 행위 중 하나다. 하지만 나이가 들면서 이 당연한 기능을 잃어가는 사람들이 점점 늘고 있다.

이들이 겪는 어려움을 '연하 장애' 또는 '삼킴 장애'라고 한다. 음식을 삼킬 때 사례가 자주 발생하거나 목에 음식물이 걸리는 느낌이 든다면 의심해 볼 수 있다.

의료계에 따르면, 삼킴이나 연하 현상은 아주 짧은 시간의 단순한 행위다. 그럼에도 한 번에 6개의 뇌신경이 쓰이고 50여 쌍으로 된 근육들이 정교하게 조절돼 일어나는 움직임이다.

음식물을 인식하고 입안으로 가져가 구강에서 인두, 식도를 거쳐 위까지 보내는 과정은 크게 구강기, 인두기, 식도기로 구분할 수 있다.

구체적으로 살펴보면, 음식물이 구강 뒤로 가는 구강기(흔히 '꿀꺽'하는 삼킴 반사가 유발되며), 기도가 닫히고 음식이 식도 입구까지 이동하는 인두기, 식도로 들어가 연동운동에 의해 위로 옮겨지는 식도기로 나뉜다.

이 가운데 어느 단계에서라도 문제가 있으면 '삼킴 장애'라 할 수 있다. 음식을 삼킬 때 사레들리거나, 목에 음식물이 걸리는 느낌, 가래 끓는 목소리가 주된 증상이다.

진단은 재활의학과 전문의의 증상 평가와 구강과 인두의 삼킴에 대한 신체 검진으로 이뤄진다. 삼킴 장애의 가장 큰 원인은 뇌졸중, 파킨슨병 같은 뇌신경질환이지만 노화가 진행되면서 다양한 이유로 일시적 또는 지속적 삼킴 장애가 올 수 있다. 종종 기도 흡인, 폐렴 등 중증 합병증이 뒤따르거나 기도 폐쇄로 생명을 위협받는 경우도 있다.

재활의학과 전문의는 삼킴 장애의 정도에 대한 평가를 '비디오 투시 검사'로 진행한다. 환자가 앉은 상태에서 조영제가 포함된 다양한 음식을 섭취하고, 전문의가 비디오 투시 영상을 통해 전 과정을 보면서 기도로 음식물이 넘어가는지, 음식이 구강과 인두에 얼마나 남는지 등을 평가해 정도를 결정하고 적절한 치료법 등을 추천한다.

삼킴 장애의 치료에는 크게 재활치료와 음식물 형태 변경 치료 두 가지가 있으며, 턱 당기기, 최대한 쥐어짜듯이 삼킴 등의 훈련을 연습하게 된다. 이는 음식물을 안전하게 삼킬 수 있는 기법으로 손꼽힌다. 작업치료사가 볼, 턱, 입술 부위의 감각 또는 목젖 주위를 부드럽게 자극해 삼킴 반사를 유도하거나 턱 밑과 목 주위 근육을 전기로 자극하는 치료도 병행된다.

| 삼킴 장애 주요 증상 체크 리스트 |

- ☐ 음식을 삼키기 어렵거나 목에 걸리는 느낌이 자주 든다.
- ☐ 음식물이나 침을 삼킬 때 사레가 들리거나 기침을 심하게 한다.
- ☐ 식사 중 쉰 목소리가 나거나 목소리가 변한다.
- ☐ 음식을 먹고 난 후 목에 무언가 남아 있는 듯한 느낌이 든다.
- ☐ 식사 시간이 길어지거나 식사량이 줄어든다.

음식물은 환자의 씹는 능력, 혀 및 입술의 적절한 움직임 정도에 따라 다지거나 갈아 먹도록 한다. 점도가 낮은 유동식에 환자가 적절히 대처하지 못해 사레에 들리기 때문이다. 이에 따라 유동식을 끈적이게 만들어 섭취하는 교육이 진행되기도 한다. 많은 경우 재활치료로 삼킴 장애가 호전되면서 다시 입으로 음식을 먹을 수 있게 된다.

하지만 심한 영양결핍이 발생하거나 폐렴의 위험성이 높으면 의료진도 관을 이용한 경관 식이를 환자나 보호자 등과 상의하게 된다.

김원석 분당서울대학교병원 재활의학과 교수는 "경관 식이로 영양상태가 호전되고 재활치료에 참여함으로써 삼킴 장애 호전을 기대할 수도 있다"며 "코에 관을 넣기까지 의료진 의견을 충분히 듣고 결정하는 게 필요하다"고 조언한다.

또한 삼킴 장애의 원인과 정도는 굉장히 다양하다. 따라서 진단과 치료가 일괄 적용될 수는 없다.

이숙정 가톨릭대학교 대전성모병원 재활의학과 교수는 "음식 섭취는 심리적 안정감과 즐거움을 주는 중요한 생활의 일부분"이라며 "삼킴 곤란이 발생했을 때 재활의학과 전문의에게 정확한 진단과 치료, 식이 처방을 받는 게 중요하다"고 당부한다.

삼킴 장애 예방 수칙

- **적절한 식사 자세 유지:** 식사 시에는 항상 상체를 곧게 세우고 턱을 살짝 당긴 자세를 유지한다. 딱딱한 의자에 앉아 발을 바닥에 고정하고 식사하는 것이 좋다.

- **음식물 종류와 점도 조절:** 너무 뜨겁고, 차갑고, 자극적이고, 질기고, 딱딱한 음식은 피한다. 음식은 작은 조각으로 잘라서 천천히 섭취한다.

- **소량씩 나누어 섭취:** 급하게 먹지 않고 천천히 여러 번 나누어 삼키는 습관을 들인다. 식사 시간이 30분을 넘지 않도록 소량씩 자주 먹는 것도 좋은 방법이다.

- **구강 위생 철저:** 식사 중에는 가급적 말을 삼가고 식사에 집중한다. 식사 후에는 입안에 음식물이 남아 있지 않은지 확인하고, 양치질이나 가글을 통해 구강을 청결하게 유지한다.

- **식사 후 자세 유지:** 식사 후에는 바로 눕지 않고, 20~30분 정도 상체를 세운 자세를 유지한다. 식사 중이나 후의 기침, 사레, 변성(젖은 목소리) 등은 삼킴 장애의 신호일 수 있다.

제3장

노화를 늦추는 현명한 습관들

01
무릎 관절염을 피하는 '쪼그려 앉는 습관 개선'

쪼그려 앉는 자세가 무릎에 주는 부하는
서 있는 자세보다 15배 더 크다

| 의학 자문 인용 |

박도준 가톨릭대학교 성빈센트병원 정형외과 교수
심재앙 가천대학교 길병원 정형외과 교수

> "연골은 시간이 지남에 따라
> 자연스럽게 닳는다.
> 무릎의 과도한 사용, 부상, 유전적 요인도
> 퇴행성관절염을 가속화한다."

● 2024년 12월, 우리나라는 공식적으로 전체 인구 중 65세 이상이 20%가 넘어 '초고령 사회'에 진입했다. 우리 주변에서 10명 중 2명 이상이 노인인 셈이다. 기대수명이 늘어나면서 고령 질환의 예방과 치료가 더욱 중요해지고 있다.

고령에서 흔히 발생하는 대표적인 질환 중 하나는 '무릎 퇴행성관절염'이다. 무릎 뼈와 뼈 사이에는 관절을 보호하는 조직인 연골이 있는데, 이 연골은 시간이 지남에 따라 자연스럽게 닳는다.

이때 뼈끼리 닿게 되면 통증이 발생하는 질환이 바로 '퇴행성관절염'이다. 통증 외에도 무릎을 움직일 때 삐걱거리는 소리가 나거나 팽창감, 뻣뻣함을 느낄 수 있다.

심재앙 가천대학교 길병원 정형외과 교수는 "퇴행성관절염은 거동의 불편함뿐 아니라 골다공증, 당뇨, 치매 등 전신 질환과 장기간의 통증으로 우울증 등이 동반된다"며 "개인적인 질병을 넘어 가족, 사회적인 문제로 대두되고 있다"고 설명한다.

퇴행성관절염은 연령이 주요 원인이다. 과도한 사용, 부상, 유전적 요인 등이 영향을 미친다. 특히 나이가 많을수록, 체중이 무거울수록 무릎에 가해지는 부담이 커 연골이 더 빠르게 닳는다. 또한 가족 중 관절염 환자가 있으면 관절염에 걸릴 확률이 높다고 알려져 있다.

| 무릎 관절염 주요 증상 체크 리스트 |

☐ 걸을 때 무릎에서 '뚝' 소리가 나거나 뻑뻑한 느낌이 든다.
☐ 앉았다 일어설 때 무릎이 아프고 잘 펴지지 않는다.
☐ 평지를 걸을 때는 괜찮지만, 계단을 오르내릴 때 통증이 심해진다.
☐ 무릎 주변이 붓거나 열감이 느껴진다.
☐ 움직일수록 통증이 심해지고, 쉬면 통증이 줄어든다.

건강보험심사평가원의 '국민관심질병통계'에 따르면, 지난 2023년 퇴행성관절염으로 병원을 찾은 환자 430만여 명의 90%가량이 50대 이상 환자였다.

통증이 시작되면 수술을 받아야 하는지 고민이 될 수 있다. 전문가들은 방사선 진단이나 자기공명영상(MRI)에서 골관절염이 나타난다고 실제 모든 환자에게 꼭 수술이 필요한 것은 아니라고 말한다.

박도준 가톨릭대학교 성빈센트병원 정형외과 교수는 "수술은 다른 치료 방법으로 증상이 개선되지 않거나 손상이 심한 경우에 고려한다"고 말한다. 수술은 약물과 생활 습관 개선 등 비수술적 치료를 통해서 개선되지 않을 때 마지막으로 고려한다는 것이다.

다만, 박 교수는 "상태가 계속 악화할수록 수술 후 회복이 어려워질 수 있어 필요한 경우에는 수술을 빠르게 결정해야 한다"며 "수술이 끝나면 일정 기간 재활을 통해 무릎의 기능을 회복하고 근육을 강화하는 과정을 거치게 된다. 적절한 재활은 수술의 효과를 극대화하기 때문에 재활 과정은 수술만큼이나 중요하다"고 말한다.

수술적 치료는 인공관절 수술이 대표적이다. 수술 직후 바로 걷고 바로 움직일 수 있다는 장점 때문이다. 수술적 치료는 인공관절 수술 외에도 매우 다양하기에 개인의 무릎 골관절염 단계와 증상, 활동력을 고려해 선택해야 한다.

심 교수는 "인공관절 수명에 관한 걱정이 있으나 최근에는 20년 이상의 장기 사용이 보고되고 있고, 인공관절 재수술도 발달해 크게 걱정할 필요는 없다"며 "인공관절 수술 후 일상생활이나 스포츠 활동은 가능하지만, 쪼그려 앉기나 콩콩 뛰는 등 인공관절이 망가지는 자세는 피해야 한다"고 조언한다.

그러면서 "무릎의 골관절염은 노화의 일환으로 피할 수 없는 질환이므로 늙지 않기 위해 노력하는 것이 아니라 잘 늙어가기 위해 노력하는 것이 중요하다"고 말한다.

비수술적 치료로는 생활 습관 개선과 운동, 약물치료 등이 있다. 특히 전문의들은 생활 습관 중 '쪼그려 앉는 자세'를 피하라고 강조한다. 우리나라에서는 좌식 문화의 영향으로 쪼그려 앉는 자세가 익숙한데, 이 자세는 평소 서 있는 자세에 비해 무릎에 부하가 15배 정도 크기 때문이다.

이외에도 허벅지를 강화해 무릎에 안정성을 더해주는 수영, 걷기 등의 운동이 도움이 된다. 또한 무릎에 부담을 주지 않는 적절한 신발을 선택하는 것도 관절염을 예방할 수 있는 방법이다.

| 무릎 관절염 예방 수칙

- **적정 체중 유지:** 체중 1kg 증가 시 무릎에는 3~5배의 하중이 더해진다. 따라서 적정 체중을 유지하는 것은 무릎 건강의 기본이자 가장 중요한 예방책이다.

- **규칙적인 운동:** 허벅지 앞쪽 근육인 대퇴사두근을 강화하는 운동이 중요하다. 유산소 운동과 함께 스트레칭으로 유연성을 유지하는 것이 좋다.

- **무릎에 무리 주지 않기:** 쪼그려 앉기, 양반다리, 무릎 꿇기 등의 자세는 피한다. 또한 계단보다 엘리베이터나 에스컬레이터를 이용하고, 장시간 서 있거나 앉아 있는 것도 피한다.

- **관절 보호 및 충격 완화:** 굽이 낮고 쿠션감이 좋은 편안한 신발을 착용하여 보행 시 무릎에 가해지는 부담을 줄여야 한다. 격렬한 운동 시에는 무릎 보호대를 착용한다.

- **균형 잡힌 식단과 충분한 휴식:** 칼슘과 비타민D, 오메가-3 지방산이 풍부한 식품을 섭취한다. 과도한 활동 후에는 무릎이 충분히 쉴 수 있도록 충분한 휴식을 취한다.

02
만성폐쇄성폐질환 예방에 '금연은 필수'

폐가 망가지지 않도록 하려면
금연해야 한다

| 의학 자문 인용 |

김우진 강원대학교병원 호흡기내과 교수

> "숨이 차는 호흡곤란과 잦은 기침이
> 주요 증상으로 나타난다.
> 만성폐쇄성폐질환은 한 번 발생하고 나면,
> 원래 폐 상태로 회복시키기 어렵다."

● '만성폐쇄성폐질환(COPD)'은 얼핏 이름만 들으면 낯설게 느껴지는 질병이다. 하지만 대한결핵및호흡기학회 실태조사 결과에 따르면, 이는 40세 이상 성인 7명 중 1명, 70세 이상 노인들 사이에서는 절반이 앓고 있는 흔한 질환이다.

만성폐쇄성폐질환은 2020년 세계보건기구(WHO)가 세계 10대 사망 원인 중 3위로 꼽은 질병이다. 학계는 오는 2050년쯤이면 1위에 오를 것으로 예상한다.

국내 환자 수는 359만 명으로 추산된다. 특히 한 번 발생하면 원래 폐 상태로 회복시키기 어려운 퇴행성 질환이라 조기에 진단받고 관리하는 게 최선이다.

김우진 강원대학교병원 호흡기내과 교수는 "만성폐쇄성폐질환은 조기에 발견했더라도 대부분 기도 폐쇄가 진행되고 완치되기 어려운 질환"이라며 "적극적인 치료를 통해 폐 기능 호전과 병의 진행 속도를 지연시키는 게 중요하다"고 당부한다.

만성폐쇄성폐질환은 담배 연기나 미세먼지 등 공기를 통해 들어온 유해 물질이 폐를 망가뜨려 숨쉬기 어렵게 만드는 질환이다. 폐기종이나 만성 기관지염 등이 여기에 포함된다. 한 번 발생하면 폐는 점점 나빠지며 회복되지 않는다. 신체 기능이 저하되는 40~50대 이후부터 발병률이 높게 나타나고 원인도 다양하다.

세계폐쇄성폐질환기구(GOLD)가 발표한 '2023년 만성폐쇄성폐질환 가이드라인'을 보면 주원인으로 흡연, 독성 미세분진, 가정 내 생성가스, 외부 공기오염 흡입 등이 있다. 이 밖에도 다른 환경적 요인과 비정상적인 폐 성장과 폐 노화 등으로도 발생할 수 있다.

주요 증상은 숨이 차는 호흡곤란과 잦은 기침이 대표적이다. 초기 증상은 감기와 유사해 질환의 심각성을 느끼기 쉽지 않아 대게는 치료를 미루게 된다. 하지만 급성 만성폐쇄성폐질환으로 나빠지면, 평균 3.3년 뒤에 50%가 사망하고 7.7년 뒤에는 75%가 사망한다는 통계가 있을 만큼 치명적이다.

환자 수는 많지만 예방·관리법이 마땅치 않아 갑자기 상태가 나빠지는 사례도 종종 있다. 또한 퇴원한 뒤에도 치료받는 데 어려움을 겪는 일도 비일비재하다. 그러나 최근에는 호흡 재활 운동과 약물치료로 진행을 늦추고 인공지능(AI) 의료기기를 통한 조기 발견이 가능하다는 연구도 속속 보고되고 있다.

| 만성폐쇄성폐질환 주요 증상 체크 리스트 |

- ☐ 가래가 오랫동안 지속되고 양이 많아진다.
- ☐ 만성적인 기침이 계속된다.
- ☐ 활동할 때 숨이 차는 증상이 점점 심해진다.
- ☐ 쌕쌕거리는 천명음이 들리거나 가슴이 답답하다.
- ☐ 감기에 걸리면 잘 낫지 않고 증상이 더 심해진다.

일부 제약사는 만성폐쇄성폐질환 치료에 쓰일 흡입제를 개발하고 있다. 디지털 헬스케어 업계는 흉부 CT 검사와 폐 기능 검사 결과를 학습시킨 AI 기반 CT 검사 결과를 통해 폐 기능을 90% 이상의 정확도로 예측할 방안을 마련 중이다.

환자 입장에서는 숨이 차다고 움직이지 않으면, 우리 몸에 호흡근을 비롯한 운동 근육이 위축된다. 따라서 꾸준한 운동과 호흡 재활 치료로 증상을 개선하는 게 중요하다. 이는 호흡곤란 완화와 삶의 질 향상에 도움이 되고, 우울함이나 불안 문제 감소에도 큰 도움이 된다.

특히, 금연은 만성폐쇄성폐질환을 예방하고, 이 질병으로 인한 폐

기능 감소를 막는 데 탁월하다. 간접흡연도 피하는 게 좋다. 반대로 담배를 계속 피우는 만성폐쇄성폐질환 환자는 상태가 급격히 나빠져 입원과 사망 위험이 높다.

이 밖에도 환자가 병원을 가지 않아도 스스로 재활할 수 있도록 돕는 소프트웨어 기반 의료기기가 개발되고 있어 재활치료 환경이 개선될 것으로 기대를 모은다. 그동안 호흡 재활 시설은 종합병원 또는 상급종합병원에 집중되어 있어 계속 재활치료를 받기가 현실적으로 어려운 경우도 있었다.

김 교수는 "흡연자는 금연을 통해 폐 기능이 더 나빠지지 않도록 예방해야 한다"며 "만성폐쇄성폐질환 환자는 적절한 약물치료와 호흡 재활 훈련을 병행한다면 증상 개선에 도움이 될 수 있다"고 조언한다.

만성폐쇄성폐질환 예방 수칙

- **금연 및 간접흡연 피하기:** 담배는 반드시 끊고, 흡연하는 공간을 피하여 간접흡연에 노출되지 않도록 하는 것이 가장 중요하고 효과적이다.

- **호흡기 감염 예방접종:** 매년 독감 예방접종과 폐렴구균 예방접종을 하는 것이 중요하다. 이는 감염으로 인한 폐 손상을 줄이고 COPD 발병 위험을 낮추는 데 기여한다.

- **실내외 공기 오염 물질 노출 피하기:** 담배 연기, 미세먼지, 황사, 매연, 직업성 분진, 화학 물질 등 대기오염 물질이나 유해가스에 장기간 노출되지 않도록 한다.

- **규칙적인 운동:** 매일 20분 이상 걷기, 자전거 타기, 수영 등 유산소 운동을 꾸준히 실천한다. 근력 운동을 병행하여 전반적인 신체 활력을 높이는 것이 좋다.

- **균형 잡힌 식단:** 과일, 채소, 단백질 등 영양소가 풍부한 균형 잡힌 식단을 섭취하여 신체 전반의 면역력을 강화하고 건강을 유지하는 것이 중요하다.

03
노화를 앞당기는 비만을
예방하는 '운동'

노화 지연을 바라는 4060에게 운동은
선택이 아닌 필수다

| 의학 자문 인용 |

이준혁 노원을지대병원 가정의학과 교수

> "10년 새 비만 유병률이 남자 7.8%p, 여자 4.5%p 높아졌다. 지방 세포 염증 유발 물질이 당뇨, 고혈압, 동맥경화를 유발한다."

건강에 대한 관심이 높아지면서 '저속노화'가 인기를 끌고 있다. 저속노화는 건강한 삶을 유지하는 여러 방식을 통해 질병을 예방하고 노화의 속도를 늦추는 것을 의미한다. 가속노화는 이와 반대로 신체와 정신의 기능이 떨어져 노화 속도가 빨라지는 것을 말한다.

의료계에 따르면, '인플라메이징(inflammaing)'은 가속노화를 대표하는 개념 중 하나다. 염증이라는 뜻의 '인플라메이션(inflammation)'과 노화를 뜻하는 '에이징(aging)'을 합친 말로 염증 반응에 의한 노화를 의미한다.

비만은 인플라메이징을 유발하는 대표적인 원인이다. 지방 세포가 축적돼 염증을 일으키는 과정에서 당뇨와 고혈압, 이상지질혈증(고지혈증) 등이 발생하기 때문이다.

이준혁 노원을지대병원 가정의학과 교수는 "비만이 심할수록 노화가 빨라진다"며 "특히 4060세대인 중장년층의 비만 예방이 중요하다"고 강조한다.

비만은 단순히 만성질환에 그치지 않고 전 세계 사망원인 1위인 심뇌혈관질환을 포함해 각종 암의 발병률을 높인다. 비만으로 인한 동맥경화는 혈관 벽에 지방이 쌓여 혈관이 좁아지고 혈전이 생기면서 혈류를 막는 질환이다. 이때 혈압이 높아지고, 혈관 벽을 약화해 출혈을 유발하게 되면 심장과 뇌, 주요 장기로 가는 혈관에도 영향을 미친다.

| 비만이 수명에 미치는 악영향 |

- ☐ 고혈압, 고지혈증, 동맥경화 등 심혈관질환의 위험이 커진다.
- ☐ 인슐린 저항성을 높여 제2형 당뇨병에 걸릴 확률이 높아진다.
- ☐ 유방암, 대장암, 신장암 등 여러 종류의 암 발생과 관련이 있다.
- ☐ 무릎, 허리 등 관절에 무리를 줘 퇴행성관절염을 유발하거나 악화시킨다.
- ☐ 기도가 좁아져 수면 중 호흡이 멈추는 수면무호흡증이 발생할 수 있다.

이 교수는 "지방 세포에서 나오는 사이토카인 등의 물질은 만성 염증을 유발하는데, 특히 내장 지방에서 활동성이 크다"며 "비만해지는 과정에서 지방 세포의 염증성 물질이 분비되고 교감 신경이 활성화된다. 이때 혈압이 오르는 호르몬이 유도돼 고혈압이 생기고, 인슐린 저항성도 높아져 지방간 발병 위험도 커진다"고 설명한다.

질병관리청의 '2023년 국민건강통계'에 따르면, 19세 이상 비만유병률(연령표준화)은 최근 10년 동안 남자는 2014년 37.8%에서 2023년 45.6%로 7.8%p(포인트) 증가하고, 여자는 같은 기간 23.3%에서 27.8%로 4.5%p 증가했다. 2023년을 기준으로 남자는 30~50대가 약 50%를 차지했으며, 여자는 70대 이상이 38.9%로 가장 높았다.

이처럼 비만 환자가 지속해서 늘어남에 따라 비만 예방이 중요해지는 상황에서, 4060세대는 관리에 더 신경 써야 한다. 4060세대는 신체의 노화 속도가 자연적으로 빨라지는 시기로 근육은 빠지는데 내장 지방이 더 많이 늘어나기 때문이다.

미국 스탠퍼드대 연구진은 지난해 인체의 단백질과 대사산물, 미생물 등 수천 가지 생체 분자와 미생물군을 분석한 결과, 인체의 노화는 44세와 60세에 집중적으로 진행된다는 결과를 국제 학술지 '네이처 노화(Nature Aging)'에서 밝힌 바 있다.

이 교수는 "20대 중반에서 30대 중반 정도까지는 근육량이 유지되지만, 40대가 되면서부터는 매년 서서히 줄어들다가 50대부터 속도가 더 빨라진다"며 "특히 폐경 이후 여성의 몸은 호르몬 변화로 인해 지방 분포가 바뀌며 복부 지방이 더 빠르게 늘어난다"고 말한다.

이 때문에 일부 의료진들은 노년기에 근육 1kg의 가치가 1,400~1,600만 원에 달한다고 주장한다. 지방이 늘어나고 근육이 줄어드는 노화가 발생하며 생기는 질환으로 인해 내원, 입원하는 비용 등을 경제적으로 따졌을 때 근육량의 가치를 평가한 것이다.

전문가들은 생존을 위해 운동을 해야 한다고 강조한다. 노화가 빨라지는 시기에는 근육 합성 신호가 잘 생기지 않아 운동해도 근육량이 감소하는 경우가 많기 때문이다. 따라서 필수적으로 운동을 하고, 식습관 등 생활 습관을 통해 건강을 관리하는 것이 좋다.

이 교수는 비만을 예방하기 위해서는 꾸준한 운동과 함께 끼니때마다 단백질을 섭취해야 한다고 말한다. 하루 평균 적정 단백질량은 체중 1kg당 1.2~1.5g 정도이다. 가령 70kg인 사람은 84~105g 정도를 섭취해야 한다.

동물 단백질이 식물 단백질보다 흡수율이 높지만 신장 기능이 좋지 않은 등의 특정 질환을 앓고 있는 이들은 전문가와 상담하고 개별 건강 상태를 파악한 후 생활 습관을 바꿔가는 것이 도움이 된다.

| 비만 예방 수칙

- **균형 잡힌 식단:** 설탕이 많이 든 음료, 패스트푸드, 가공식품 등 고열량 음식을 줄인다. 하루 세 끼를 규칙적인 시간에 섭취하고, 과도한 간식 섭취를 줄인다.

- **규칙적인 운동:** 걷기, 조깅, 수영, 자전거 타기 등 유산소 운동은 체지방을 감소시키는 데 효과적이다. 주 3~5회, 30분 이상 꾸준히 실시하는 것이 좋다.

- **충분한 수면:** 수면 부족은 식욕을 촉진하는 호르몬(그렐린)을 증가시키고, 식욕을 억제하는 호르몬(렙틴)을 감소시켜 과식으로 이어질 수 있다. 하루 7~9시간 충분한 수면을 취한다.

- **스트레스 관리:** 취미 활동, 명상, 요가, 가벼운 운동 등 자신에게 맞는 스트레스 해소법을 찾아 스트레스를 건강하게 관리한다.

- **식사 속도 조절 및 습관 개선:** 뇌가 포만감을 느끼기까지는 약 20분 정도가 걸린다. 음식을 천천히 씹어 먹으면 적은 양으로도 포만감을 느끼고 과식을 예방할 수 있다.

04
퀴퀴한 노인 냄새를 막아주는 '수분 섭취'

노인 냄새 원인인 노넨알데하이드는 40세 이후 많이 분비된다

| 의학 자문 인용 |

강재헌 강북삼성병원 가정의학과 교수

"피지 속 지방산이 산화할 때 분비되는 물질에서
나는 냄새가 노인 냄새의 원인이다.
식이섬유가 풍부한 음식과 수분 섭취로 개선되며
운동도 도움이 된다."

● 70대 A 씨는 손주가 놀러 오는 주말이면 이른 아침부터 세정제를 사용해 몸 구석구석을 깨끗하게 씻고, 창문을 활짝 연 채 집 청소를 하는 등 부산을 떤다. 혹여 손주가 할머니, 할아버지에게 나는 냄새로 불편해하지 않을까 염려해서다.

의료계에 따르면, 일명 '노인 냄새'라고 불리는 퀴퀴한 냄새는 '노넨알데하이드'라는 물질이 원인이다. 피지 속 지방산이 산화할 때 만들어지는 노넨알데하이드는 노화가 일어나며 더 많이 분비된다.

이 물질이 배출되지 못하고 모공에 쌓여있을 때 냄새가 동반한다. 성별과 무관하며 노화와 함께 생기는 자연스러운 현상이다. 젊은 사람에게는 잘 나타나지 않다가 40대 이후부터 점차 증가하는 경향을 보인다. 노인 냄새는 자연스러운 노화 과정의 일부이지만 적절한 관리로 충분히 예방하고 완화할 수 있다.

강재헌 강북삼성병원 가정의학과 교수는 "피부의 모낭에서 피지가 나와 피부의 탄력과 보습을 유지하게 되는데, 피지에서 분비되는 지방산이 산화되면 노넨알데하이드가 나온다"며 "보통 젊을 때는 만들어지지 않다가 40세 이후로 많이 생성된다"고 말한다.

노넨알데하이드는 몸속 지방이 많고 적은 것과는 무관하다. 강 교수는 "노인 냄새는 피부 속 지방이 산화되는 것이기에 비만한 것과는 상관이 없다"고 설명한다.

노인 냄새는 나이가 들며 생기는 자연스러운 신체 현상이기에 냄새를 완벽하게 없애는 것은 불가능하다. 다만 생활 습관의 개선, 특히 식습관을 통해 냄새를 개선할 수 있다.

| 하루 물 마시기 요령 |

☐ 아침에 일어나자마자 한 잔 마시기
☐ 식사 30분 전에 한 잔 마시기
☐ 목이 마르지 않아도 조금씩 자주 마시기
☐ 운동 전후로 충분히 마시기
☐ 한 번에 200~300㎖ 마시기

강 교수는 기름진 음식을 덜 먹고 식이섬유가 풍부한 잡곡, 채소,

과일 등을 넉넉하게 먹어야 하며, 특히 물을 많이 마시라고 강조한다. 체내 수분이 부족할 경우 노폐물 배출이 원활하지 않아 몸에서 나는 냄새가 더 강해지기 때문이다.

면으로 된 속옷을 자주 갈아입고 냄새가 배기 쉬운 침구류와 옷, 양말 등을 수시로 세탁하는 것도 좋은 방법이다. 씻을 때는 세정제를 사용해 겨드랑이와 회음부, 귀 뒤 등 체취가 강한 부위를 특히 꼼꼼하게 매일 닦아야 한다.

강 교수는 "일주일에 1~2번 정도는 탕에 들어가는 게 도움이 된다"고 말한다.

이와 함께 노폐물과 땀을 배출하기 위해서 운동을 습관화해야 한다. 나이가 들면 신진대사가 느려지고 활동량이 적어 땀 분비가 줄어든다. 전문가들은 노년기에 운동할 때는 하루 최소 30분, 일주일에 3일 이상 하는 게 좋다고 조언한다.

웨이트트레이닝 및 걷기, 조깅, 자전거 타기, 수영 등을 약간 숨이 찰 정도의 강도로 30~60분가량 하고, 식이섬유가 풍부한 식사를 함께하는 생활 습관을 유지하는 게 도움이 된다.

다만, 노년기에는 골밀도가 부족하고 신체능력이 저하되기 쉽기 때문에 몸 상태에 맞지 않는 과도하고 격렬한 운동은 신체에 부담을 줄 수 있어서 주의가 필요하다. 특히 운동이 필요하지만 골밀도가 부족한 경우에는 전문의와 상담을 통해 개별 상태에 맞는 운동을 할 수 있도록 해야 한다.

한편, 노인 냄새 예방에 표고버섯이 좋다고 알려져 있다. 표고버섯에는 아미노산의 일종인 에르고티오네인이 풍부하게 함유되어 있기 때문이다. 이 성분은 강력한 항산화 작용을 하여 노인 냄새의 주범인 지질 과산화를 억제하고 냄새 발생을 줄이는 데 효과적이며, 항염증 작용도 뛰어나다.

표고버섯에는 스페르미딘이라는 유기 화합물도 들어 있다. 스페르미딘은 자가포식(Autophagy) 과정을 활성화시켜 손상된 세포 성분을 제거하고 새로운 세포로 바꿔주는 역할을 한다. 이는 노화를 늦추고 신진대사를 원활하게 만들어 체취를 줄이는 데 도움을 준다.

표고버섯은 노인 냄새 개선뿐만 아니라 다양한 건강 효능을 가지고 있다. 면역력 강화, 성인병 예방(고혈압, 동맥경화 등), 뼈 건강 증진, 항암 효과, 변비 예방 등 전반적인 신체 기능을 개선한다. 또한 체내 독소 배출과 신진대사를 원활하게 함으로써 간접적으로 체취 개선에도 효과적으로 기여할 수 있다.

노인 냄새 예방 수칙

- **철저한 개인위생 관리:** 매일 샤워나 목욕을 한다. 특히 노인 체취의 주요 원인 물질인 노넨알데하이드가 많이 생성되는 가슴, 등, 귀 뒤, 목덜미, 겨드랑이, 사타구니 등을 잘 씻는다.

- **매일 구강 관리:** 하루 2번 이상 꼼꼼히 양치하고, 치실이나 치간 칫솔 사용, 정기적인 스케일링으로 구강 위생을 철저히 관리해야 한다.

- **의류 및 침구류 청결 유지:** 땀을 많이 흘렸거나 오염된 옷은 바로 세탁하고, 잠옷이나 침대 시트 등도 주기적으로 세탁하여 청결을 유지해야 한다.

- **규칙적인 운동:** 규칙적인 걷기, 조깅, 수영 등 유산소 운동은 혈액 순환을 개선하고 피부 건강에도 긍정적인 영향을 준다.

- **실내 환경 관리 및 환기:** 하루에 여러 번 창문을 열어 환기를 시키고, 특히 취침 전에는 충분히 환기하여 침실 공기를 신선하게 유지하는 것이 좋다.

- **스트레스 관리 및 충분한 수면:** 취미 활동, 명상, 가벼운 운동 등을 통해 스트레스를 해소한다. 하루 7~8시간의 충분하고 질 좋은 수면을 취하는 것이 좋다.

05
뇌가 건강해지고 노화를 늦추는 '한 끼 차이'

식습관을 통해 노화 속도를 늦추고
예방할 수 있다

| 의학 자문 인용 |

정희원 서울아산병원 노년내과 교수

> "마인드 식단은 당뇨·고혈압 등을 예방하고
> 인지 장애를 늦춰 뇌 건강을 돕는다.
> 시금치, 케일 등 녹색 채소와
> 콩, 통곡물, 생선 등을 섭취하는 게 좋다."

● 80대에도 30~40대와 같은 인지 능력을 지닌 사람을 '슈퍼에이저'라고 한다. 이들은 움직임이 활발하고 새로운 정보 습득에 뛰어나며 기억력이 좋은 특징이 있다. 예컨대 노래 수십 곡의 가사를 토씨 하나 빠뜨리지 않고 외우는 식이다.

사람들은 슈퍼에이저라는 이름을 붙이면서 이들에게 관심을 갖는다. 그 이유는 이들의 '건강한 인지 능력'을 닮고 싶기 때문일 것이다.

시간이 지남에 따라 주름이 생기고 머리카락이 하얗게 세는 등 신체적 노화를 완전히 막기는 어렵다. 그러나 노화에 따른 인지 장애 등은 생활 습관, 특히 식습관을 통해 그 속도를 늦추고 예방할 수 있다.

통계청이 발표한 '2023년 국내 사망원인 통계' 결과에 따르면, 심장질환은 국내 사망 원인 2위, 뇌혈관질환은 4위, 알츠하이머병이 6위다. 당뇨병과 고혈압성 질환은 각각 7위, 8위다. 매해 1위를 지키는 암을 제외하면 주요 사망 원인은 '심뇌혈관 건강'과 관련이 있다.

| 심뇌혈관에 좋지 않은 음식들 |

- ☐ **튀김, 도넛, 과자**: 트랜스지방이 많아 혈관에 염증을 일으킨다.
- ☐ **가공육, 햄, 소시지**: 나트륨과 포화지방이 많아 혈압과 콜레스테롤을 높인다.
- ☐ **붉은 육류(삼겹살, 갈비 등)**: 포화지방이 많아 동맥경화를 유발할 수 있다.
- ☐ **탄산음료, 단 음료**: 설탕이 많아 혈당을 빠르게 올리고 중성지방을 증가시킨다.
- ☐ **라면, 국, 찌개**: 나트륨이 많아 혈압을 상승시킨다.

심뇌혈관질환은 대표적으로 협심증, 심근경색증과 같은 심장질환과 뇌졸중, 뇌출혈과 같은 뇌혈관질환으로 나뉜다. 의료계에 따르면, 당뇨와 고혈압, 이상지질혈증과 같은 만성질환은 심뇌혈관질환을 악화시키며 퇴행성 뇌질환인 알츠하이머, 파킨슨 등에도 영향을 미친다.

이에 따라 전문가들은 만성질환을 예방하고 노화를 늦추는 식단으로 '마인드(MIND: Mediterranean-DASH Intervention for Neurodegenerative Delay) 식단'을 꼽는다.

마인드 식단은 고혈압 환자를 위해 개발된 대시(DASH, Dietary Approaches to Stop Hypertension) 식단과 만성질환을 예방하는 지중해식 식단을 합친 식사법이다. 치즈, 붉은 고기와 가공식품은 줄이고 시금치, 케일 등 녹색 채소와 콩, 통곡물, 생선과 올리브오일 등을 주요 열량 및 단백질원으로 한다.

2024년 미국 신시내티대학교 의대 연구팀이 신경과학 분야 국제 학술지 '신경학'에 기고한 논문에 따르면, 마인드 식단은 뇌 기능 저하를 개선하고 몸의 염증을 줄이는 등 노화를 늦춘다.

연구팀이 평균 연령 64세의 남녀 1만 4,145명을 식단에 따라 세 그룹으로 나눠 10년 동안 추적 관찰한 결과, 마인드 식단을 더 잘 따르는 그룹에서 인지 장애가 더 천천히 나타났다. 무엇을 먹느냐의 차이가 뇌 노화 속도를 조절하는 것이다.

정희원 서울아산병원 노년내과 교수는 "마인드 식단이 만성질환 예방에 도움이 된다"고 말한다. 그는 이 식단을 한국형으로 만들어 직접 실천하는 것으로 유명하다.

정 교수가 개발한 한국형 마인드 식사법은 밥을 먹을 때 콩과 통곡물을 넣는 게 핵심이다. 렌틸과 귀리, 현미, 백미를 4대 2대 2대 2로 혼합해서 지으면 된다. 반찬으로는 나물과 채소, 생선과 약간의 고기를 먹고, 빨간 고기와 버터, 마가린은 가능한 한 적게 먹고, 과일을 먹을 때는 달지 않은 과일을 선택하는 방식이다.

질병관리청은 국가건강정보포털을 통해 "심뇌혈관질환을 예방하기 위해서는 식사요법과 함께 적절한 운동이 필요하다"며 "운동을 규칙적으로 하고, 신체 활동을 활발하게 지속하면 전체 사망률과 심뇌혈관질환에 의한 사망률을 낮출 수 있고, 고혈압, 이상지질혈증, 당뇨병 등과 같은 심뇌혈관질환의 선행 질환도 개선하고 정신 건강도 증진할 수 있다"고 조언한다.

질병청은 숨이 차는 유산소 운동과 함께 근력·유연성 운동을 할 것을 추천한다. 걷기와 자전거 타기, 수영 등 유산소 운동은 한 번에 30~50분 정도 주 5회 하는 게 좋고, 근력 운동은 근육에 회복 시간이 필요하기에 매일하기보다 일주일에 2~3번 하는 것이 적당하다. 다만 전문가들은 개인의 건강 상황에 따라 운동 시간과 횟수를 조절해야 한다고 당부한다.

노화를 늦추는 식단

- **통곡물 및 섬유질이 풍부한 식단:** 현미, 귀리, 퀴노아, 통밀빵 등 통곡물은 혈당을 천천히 올리고 풍부한 섬유질을 제공하여 장 건강을 개선하고 체중 관리에 도움을 준다.

- **다양한 색깔의 채소와 과일 섭취:** 블루베리, 딸기, 라즈베리, 시금치, 케일, 브로콜리, 토마토, 파프리카 등은 활성산소로 인한 세포 손상을 막아 준다.

- **건강한 지방(불포화지방) 섭취:** 연어, 고등어, 참치 등 등푸른 생선과 아보카도, 호두, 아몬드, 치아씨, 아마씨, 엑스트라 버진 올리브 오일 등은 적극 섭취해야 한다.

- **양질의 단백질 충분히 섭취:** 닭가슴살, 생선(흰살 생선), 콩류(두부, 렌틸콩 등), 계란, 저지방 유제품에 포함된 단백질은 신체 조직을 구성하는 데 필수적인 영양소다.

- **발효 식품 및 프로바이오틱스 섭취:** 김치, 된장, 요구르트, 케피어 등 발효 식품은 유익균인 프로바이오틱스를 풍부하게 함유하고 있어 장내 미생물 균형을 개선하고 염증을 줄인다.

06
이팔청춘을 유지하는 올바른 '칫솔질'

치과를 찾는 환자들 사이에서
'구강 노쇠'가 증가하고 있다

●

| 의학 자문 인용 |

강경리 강동경희대학교병원 치주과 교수
정희원 서울아산병원 노년내과 교수
강민구 빛고을전남대학교병원 노년내과 교수

> "일반 노화와 달리 구강 노쇠가 있으면
> 사망 위험이 증가한다.
> 못 씹는 음식이 늘거나 식사 중 흘리고,
> 어눌한 발음 증상을 보인다."

고령인구가 늘면서 근래 의학계의 가장 큰 화두는 '노쇠'다. 일반적 노화와 달리, 노쇠는 신체·정신 기능의 급격한 저하로 정상적인 생활이 혼자서는 불가능한 상태를 말한다. 특히 치과를 찾는 환자들 사이에서 '구강 노쇠'가 증가하고 있어 적극 대비해야 한다는 게 의료계의 조언이다.

의료계에 따르면, 노화는 사람이 나이가 들면서 점차 신체적, 인지적 기능이 떨어지는 것을 말한다. 피부의 탄력이 떨어지고, 주름이 생기고, 몸의 근육량이 줄고, 운동 능력이 감소하는 것들이다.

노쇠는 이런 일반적인 노화와 다른 개념이다. 나이가 들어가면서 전신 기능이 저하되면서 낙상, 장애, 질병 발생, 입원, 사망률 등의 위험이 증가하는 상태를 의미한다. 한마디로 노쇠하면 삶의 질이 저하되고 사망할 위험이 커진다.

노쇠의 원인은 노화, 운동 부족, 영양 섭취 감소, 각종 질환, 약물 복용, 사회적 고립 등 다양하다. 질병이 많은 경우 노쇠한 경우가 많지만, 질병이 없더라도 노쇠를 나타내는 경우가 32% 정도다.

노쇠 진단 기준에 따르면, 의도하지 않은 체중 감소, 자가 보고한 탈진, 근력 약화, 보행 속도 감소, 신체 활동 감소의 5가지 중 3가지 이상에 해당할 때 '노쇠'라고 진단한다. 1~2개가 해당하면 '전 노쇠', 하나도 해당하지 않는 경우를 '건강'이라고 정의한다.

구강 노쇠 또한 구강악안면 영역의 기능 저하를 일컫는다. 씹을 수 없는 음식 수가 늘어나고, 식사 중 목메거나 흘림, 어눌한 발음 같은 증상이 나타난다. 일반적으로 구강의 기능이라 하면 씹는 것(저작)만 떠올리지만, 구강은 음식물을 씹어서 삼키는 영양 공급의 시작점이다.

또한 발음을 통해 의사소통을 담당하고, 얼굴에서도 중요한 부분을 차지해 사회성에 영향을 미칠 뿐 아니라 공기가 흡입, 배출되는 통로의 일부를 차지해 호흡과도 연관돼 있다.

특히, 저작과 삼킴은 구강 본연의 핵심적 기능으로 영양 공급의 측면에서 전신 건강과 밀접한 관련이 있다. 구강 노쇠로 잘 씹고 삼킬 수 없다면 영양 저하나 영양 불량이 우려되고 근감소증을 유발하며, 노쇠를 거쳐 결국 사망에 이르게 되는 위험이 증가한다.

정희원 서울아산병원 노년내과 교수와 강민구 빛고을전남대학교병원 노년내과 교수팀이 65세 이상 노인 3,018명의 노쇠 정도와 음식을 씹는 기능을 분석한 결과, 음식을 씹기 어려운 노인이 그렇지 않은 노인에 비해 노쇠 비율이 약 2.68배 높은 것을 확인했다.

| 구강 노쇠 증상 체크 리스트 |

☐ 딱딱한 음식을 씹기 어렵다. (저작 기능 저하)
☐ 음식이나 침을 삼킬 때 자주 사레가 들린다. (연하 기능 저하)
☐ 입이 자주 마르고 침이 줄어든 느낌이 든다. (구강 건조증)
☐ 발음이 어눌해지고 말이 잘 나오지 않는다. (언어 기능 저하)
☐ 양치질을 깨끗이 하기 어렵고 잇몸이 약해진다. (구강 위생 불량)

이는 지난 2016~2018년 질병관리청 국민건강영양조사에 참여한 65세 이상 노인을 대상으로 이뤄진 연구다. 저작의 어려움을 호소하는 노인이 그렇지 않은 노인보다 노쇠 집단에서 약 2.68배, 전 노쇠 집단에서 1.49배 높은 것으로 나타났다.

교수팀이 저작 어려움과 연관된 요인들도 통계적으로 분석한 결과, 치주질환이 있으면 음식을 씹는 어려움이 약 1.29배 증가하는 것을 확인했다. 아울러 사랑니나 충치 치아를 제외한 건강한 영구치가 1개 감소할수록 음식을 씹는 기능이 3%씩 감소했다.

교수팀은 이런 연구 결과를 지난 2023년 '노년 임상중재'에 게재했다. 이어 "음식을 씹는 능력이 영양 섭취와 식단 선택에 큰 영향을 끼치기 때문에 노년기의 전신 건강 상태를 파악하는 지표가 될 수 있다"고 진단했다.

정 교수는 "평소 구강 검진을 통해 치아 상태를 건강하게 관리하고, 이미 음식을 씹는 데 어려움이 있는 노인의 경우 고령친화식품이나 보충제 등을 통해 영양분을 골고루 섭취하는 게 필요하다"고 말했다.

구강 노쇠는 예방이 무엇보다 중요하다. 가장 손쉽게 구강 노쇠를 예방할 방법은 정확한 칫솔질을 통한 구강위생 관리와 정기적 잇몸 검진 및 관리다. 이를 통해 치아를 건강하게 유지해 잘 씹을 수 있도록 해야 한다.

강경리 강동경희대학교병원 치주과 교수는 "정확한 칫솔질은 입안에 노출된 모든 치아 면을 닦는 것이다"라며 "닿기 힘든 부위는 치간 칫솔, 치실 등을 활용해 최대한 닦는 게 중요하다"고 말한다.

강 교수는 "씹기가 어렵거나 음식을 잘 흘리거나 말이 어눌하거나 입안이 건조하다고 느끼면 즉시 이에 대한 적극적 치료와 운동을 시작해 구강 노쇠의 진행을 예방해야 한다"며 "구강 건강을 위한 이런 노력은 노쇠가 아닌 건강한 노화를 위한 시작"이라고 강조한다.

좋은 칫솔을 고르는 기준

- **'미세모' 또는 '부드러운 모' 선택:** 미세모나 부드러운 모는 치아와 잇몸 사이, 치아 틈새 등 좁은 부위까지 깊숙이 들어가 프라그를 제거하는 데 용이하다.

- **너무 크지 않은 칫솔 헤드:** 칫솔 헤드(머리 부분)의 크기는 엄지손톱 정도 크기(약 2.5~3㎝)가 적당하며, 어금니 2개 정도를 덮는 크기가 좋다.

- **다양하고 촘촘한 배열 칫솔모:** 칫솔모는 촘촘하게 배열되어 있는 것이 세정력이 더 좋다. 잇몸선에 더 잘 닿을 수 있도록 칫솔모가 경사지게 디자인된 제품들도 효과적이다.

- **편안하고 안정적인 그립감의 칫솔 손잡이:** 고무나 실리콘 처리된 손잡이는 물에 젖어도 미끄러지지 않아 안정적인 칫솔질을 가능하게 한다.

- **주기적인 칫솔 교체:** 최소 3개월에 한 번 또는 그 이전에 교체한다. 칫솔모 끝이 벌어지거나 변색되기 시작했다면 바로 교체해야 한다. 감기를 앓고 난 후에도 교체하는 게 좋다.

제4장

미리미리 지키는 부모님 건강

01
왜소해진 부모님의 건강을 챙겨주는 '단백질'

4m 걷는 데 5초 이상 걸린다면
'근감소증'이 의심된다

| 의학 자문 인용 |

박영민 국민건강보험 일산병원 가정의학과 교수
박준희 삼성서울병원 건강의학본부 교수 &
원장원 경희대병원 가정의학과 교수 연구팀

"신체 활동이 약해지면
증상 악화 요인을 찾아 제거해야 한다.
평소 꾸준히 근육량을 유지하고
본인에 맞는 운동을 하는 게 중요하다."

● 　노화로 인한 근육량과 근력의 감소 상태를 일컫는 '근감소증'은 신체 활동과 독립적인 생활에 직접적인 영향을 미치는 질환으로 손꼽힌다. 하지만 적절한 예방과 관리만으로도 발생 시기를 충분히 늦출 수 있다.

　의료계에 따르면, 근감소증의 원인은 다양하다. 운동 부족과 영양 결핍이 주요 원인으로 꼽히며 노화로 인한 호르몬 변화와 단백질 합성 능력 저하, 신체 활동 부족, 불균형한 영양 섭취 등이 영향을 미치는 것으로 알려져 있다.

　근감소증 환자는 걸음걸이가 느려지고 근지구력이 약해지며, 다른 사람의 도움이 필요한 경우가 많아진다. 골다공증, 낙상, 골절의 위험이 증가하며 기초대사량 감소를 초래한다. 결국 만성질환 관리도 어려워지고, 심혈관질환 악화로 이어질 가능성이 높다.

근감소증은 다양한 방법으로 진단할 수 있다. 자가 진단법으로는 걷기 속도 측정, 악력 측정 등이 있다. 우선 4m를 걷는 데 5초 이상 걸리면 근감소증을 의심할 수 있다. 악력을 측정해 남성의 경우 26kg, 여성의 경우 18kg 미만일 때 근감소증 위험이 높다고 판단한다.

| 근감소증 증상 체크 리스트 |

☐ 이유 없이 체중이 감소하거나 근육이 줄어드는 느낌이 든다.
☐ 이전보다 걸음걸이가 느려지고, 보폭이 짧아진다.
☐ 별다른 활동 없이도 쉽게 피로해진다.
☐ 계단을 오르내리거나 의자에서 일어나는 것이 힘들어진다.
☐ 손에 쥔 물건을 자주 놓치거나 손아귀 힘이 약해진다.

아울러 의자에서 일어나 앉기를 30초 동안 10회 이상 하지 못한다면 근감소증의 위험이 있을 수 있다. 이밖에 전문적인 진단법으로 근육량을 정밀하게 측정할 수 있고, 400m 6분 보행 검사 등을 통해 보행속도를 측정하기도 한다.

근력 저하나 근감소증이 나타나면 증상 악화 요인을 찾아 제거하는 게 가장 중요하다. 그중에서도 의학적으로 원인이 될 만한 약물 복용 여부와 질환 여부를 확인해야 하며 골다공증, 낙상, 삼킴 장애 등도 철저하게 관리해야 한다.

박영민 국민건강보험 일산병원 가정의학과 교수는 "근감소증 예방을 위해서는 꾸준한 운동이 필수적이다"며 "운동은 근육량과 근력을 유지하고 낙상 위험을 줄이는 데 중요한 역할을 한다. 저항 운동과 유산소 운동, 균형 운동을 병행하는 게 효과적"이라고 말한다.

영양 관리도 필요하다. 근육 생성을 위해 단백질을 필수로 섭취해야 하며 체중 1kg당 최소 1.2~1.5g의 단백질 섭취가 권장된다. 끼니마다 고기, 생선, 두부, 계란 등 단백질이 풍부한 식품을 섭취하고, 단백질 보충제 섭취도 도움이 된다.

박 교수는 "최근 노년층에게 인기를 끌고 있는 산양 단백질은 소화가 잘되고 알레르기 유발 가능성이 낮아 노년층에게 적합한 단백질 보충제로 평가받고 있다"면서 "콩, 퀴노아, 견과류 등 식물 단백질도 아미노산이 풍부해 근육 생성에 유익하다"고 당부한다.

이와 함께 정신적·정서적 건강을 포함한 종합적인 생활 관리가 필요하다. 하루 7~8시간 정도 충분히 자고, 규칙적인 수면 습관을 유지하는 게 좋다. 취미 생활이나 지역사회 활동 등에 참여해 활발한 사회적 관계를 유지하는 것도 삶의 만족도를 높이는 데 도움이 된다.

한편, 근감소증이 있는 노인은 근육량을 늘려도 심혈관 대사질환 발생을 막는 데 역부족이라는 연구 결과가 나와 있다. 특히 근감소증이 이미 있는 여성은 근육량만 키울 경우 고지혈증 위험이 3배 높아졌다.

박준희 삼성서울병원 건강의학본부 교수와 원장원 경희대병원 가정의학과 교수 연구팀은 한국 노인 노쇠 코호트 데이터를 이용해 70~84세 노인의 근육량 변화에 따른 심혈관·대사질환 발생 위험을 분석해 이러한 사실을 확인했다고 말한다.

교수팀은 코호트에 등록된 1,634명을 대상으로 근감소증이 있는 노인 353명과 이들과 나이대와 성별이 같으면서 근감소증이 없는 353명을 짝지어 2년간 체성분 변화에 따른 영향을 비교했다.

교수팀은 노년기 근감소증이 생기기 전에 이른바 '근육 적금'을 쌓되 남성은 근육량을 키우는 쪽으로, 여성은 근육량을 늘리는 것보다 유산소 운동 등을 병행하며 근육 내 지방축적을 막아 근육의 질을 개선하는 쪽으로 접근해야 한다고 조언한다.

교수팀은 "근감소증이 일단 생기면 남녀 모두 근육량만 늘려서는 심혈관 및 대사질환 예방에 도움이 되지 않는다"며 "건강한 노년을 위해서는 근감소증이 생기지 않도록 평소에 꾸준히 근육량을 유지하고, 본인에게 맞는 운동을 하는 게 중요하다"고 당부한다.

근감소증 예방 수칙

- **충분한 단백질 섭취:** 체중 1kg당 1.0~1.2g의 단백질 섭취를 권장한다. 살코기(닭가슴살, 소고기, 돼지고기 등), 생선(고등어, 연어 등), 콩류(두부, 렌틸콩 등), 계란, 유제품이 좋다.

- **규칙적인 근력 운동:** 아령 들기, 스쿼트, 런지, 팔굽혀펴기, 밴드 운동 등을 주 2~3회 실시한다. 각 운동당 10~15회 반복할 수 있는 무게로 2~3세트 실시한다.

- **유산소 운동:** 유산소 운동은 근육 유지에 간접적으로 기여한다. 걷기, 조깅, 수영, 자전거 타기 등으로 주 3~5회, 하루 30분 이상 꾸준히 실시하는 것이 좋다.

- **비타민D와 칼슘 섭취:** 햇볕을 쬐거나, 비타민D가 풍부한 식품(연어, 고등어, 버섯 등)을 섭취한다. 우유, 요거트, 치즈, 뼈째 먹는 생선, 녹색 잎채소 등도 좋다.

- **균형 잡힌 식단:** 채소, 과일, 통곡물, 건강한 지방 등 균형 잡힌 식단은 필수적이다. 또한 하루 8잔의 충분한 수분 섭취는 신진대사를 원활하게 하고 근육 기능을 최적화한다.

02
황혼육아에 지친 부모님을 위한 선물 '건강검진'

부모가 대신해주는 육아에 대해 이해와 배려가 절실하다

| 의학 자문 인용 |

정휘수 에이치플러스 양지병원 가정의학과 전문의

> "맞벌이 부부 증가로 황혼육아가 늘면서
> 부모의 건강관리 중요성이 커지고 있다.
> 자녀들은 부모님의 휴식을 배려하고
> 건강 상태를 확인해야 한다."

● 노년이 되면 손주들 재롱 보는 기쁨이 쏠쏠하다. 하지만 육체적·정신적·사회적으로 다소 부담이 될 수 있는 황혼육아를 이어가는 이들이 많다. 부모가 황혼육아로부터 지치지 않도록 건강을 지켜주는 것이 자식의 마땅한 도리다.

요즘 놀이터에 아이를 데리고 나온 노인들을 만나는 일이 많다. 맞벌이 부부가 크게 늘면서 손주를 돌봐주는 조부모를 쉽게 볼 수 있다. 하지만 건강하게 손주를 돌보려면 우선 조부모의 건강이 우선일 수 있다.

의료계에 따르면, 최근 부모님께 드리는 선물로 건강검진이 인기다. 만성질환 등의 예방과 선제적인 치료를 위해 꼭 필요한 정밀 건강검진 항목을 고르고, 예방, 관리하는 게 중요하다는 이유에서다.

60대 이상 주요 사망원인은 암, 심장질환, 뇌혈관질환, 간질환, 폐렴, 알츠하이머병 등이 꼽힌다. 기본 건강검진 항목 중 위내시경은 40세부터 2년 주기로 시행하며 복부 초음파를 병행할 수 있다. 대장내시경은 50세부터 3~5년(용종제거 환자는 1~2년)마다 시행한다.

정휘수 에이치플러스 양지병원 가정의학과 전문의는 "고지혈증, 당뇨병, 고혈압 위험인자가 있다면 의사 상담 후 적절한 간격으로 혈관 내 콜레스테롤 찌꺼기 확인을 위해 경동맥 초음파 검사도 함께 받는 게 좋다"고 말한다.

60세 이상 고령층에게서 사망률이 가장 높은 암은 폐암이다. 위·대장암처럼 조기 진단율이 높은 암과 달리 폐암은 X선 검사에서 보이지 않는 경향이 있다. 현재 국가 암 검진은 만 54~74세 고위험군을 대상으로 저선량 흉부 컴퓨터단층촬영(CT) 검사를 받을 수 있다.

폐암은 조기 진단이 중요하다. 다른 장기로 전이가 빠른 속도로 진행될 수 있기 때문이다. 장기간 흡연자, 간접흡연에 노출됐거나 직계 가족 중 폐암 가족력이 있다면 2년에 한 번 방사선 노출 부담이 적고 비교적 가격 부담이 없는 저선량 흉부 CT 검사를 받는 게 좋다.

60세 이상 부모님의 심뇌혈관 상태를 확인하기 위해서는 관상동맥 CT, 뇌 자기공명혈관조영술(MRA) 검사가 요구된다. 심장에 피를 공급하는 관상동맥은 크게 3개의 부분 동맥이 있는데, 이 가운데 하나라도 막히면 심근경색 위험이 커진다.

뇌혈관질환 확인이 가능한 뇌 MRA 검사는 뇌혈관 협착, 뇌출혈 위험도가 높은 뇌동맥류를 조기에 발견할 수 있다. 아울러 검사 결과에 따라 스텐트, 클립, 코일 삽입 등 관련 치료도 쉽게 시행할 수 있다.

치매는 알츠하이머 치매, 혈관성 치매, 기타 치매(술과 약물, 내분비질환 등)로 구분된다. 이 가운데 알츠하이머가 치매의 70% 이상을 차지한다. 초기 증상은 기억력 장애, 지남력 장애(시간, 장소, 사람을 알아보는 능력의 저하 현상), 언어 및 인지기능 장애 등이다.

큰 폭으로 진행되면 대소변 실금, 보행장애, 신체 경직 등 일상생활이 힘들어지고 폐렴, 욕창 등 합병증이 나타날 수 있다. 60세 이상 부모님에게서 조금이라도 이런 증상이 의심되면 신경과나 정신건강의학과에서 인지기능 테스트 등 알츠하이머 선별검사를 해야 한다.

정 전문의는 "만성질환의 선제적 치료가 필수적인 시대"라며 "부모님의 건강 상태에 맞는 적절한 예방과 관련 치료의 조기 시행을 위해서 적극적인 건강검진이 부모님 질병 예방과 건강관리의 최우선"이라고 강조한다.

한편, 황혼육아에 대해서는 부모와 자식 간의 깊은 이해와 배려가 절실히 필요하다. 자식들은 주말이라도 부모가 육아에서 벗어나 적절히 스트레스를 해소할 만한 여유를 갖도록 해야 한다. 그리고 부모들은 자신의 만성질환과 건강 문제 관리에 소홀해서는 안 된다.

특히, 체중 증가로 인해 건강이 나빠지는 일을 예방해야 한다. 사회적으로도 마음 놓고 아이를 맡길 수 있는 보육시설을 확충하고, 육아를 전담하는 노인들이 쉴 수 있게 지원하는 방안이 마련돼야 한다.

육아를 도와주는 부모님을 만나 대화할 기회가 많아진다면 건강을 점검하기에 더없이 좋다. 부모님들은 증상이 나타나도 나이를 먹어 그러려니 하고 그냥 넘기는 경우가 많고, 자식들이 걱정할까 봐 이야기하지 않는 경우도 매우 많다.

식사는 제때 하셨는지, 무슨 일은 없었는지, 건강 상태, 복용 중인 약, 술·담배, 평소 기분, 수면 등 가벼운 질문을 던지며 부모님의 증상에 대해 자세히 물어본다면 더 큰 병으로 발전하기 전에 부모님 건강을 챙길 수 있다.

건강검진 시 유의사항

- **검진 전 금식 및 금주 준수:** 검진 전날 저녁 식사 후 8~12시간 동안 금식해야 한다. 물도 검사 종류에 따라 제한될 수 있다. 전날 음주를 삼가야 하고, 당일 흡연도 피해야 한다.

- **복용 중인 약물 확인 및 상담:** 평소 복용하고 있는 약물이 있다면 반드시 검진 전 의료진에게 알려야 한다. 특히 혈압약은 당일 아침 소량의 물과 함께 복용하도록 권장되지만 당뇨약과 아스피린 등은 검진 전 반드시 복용 여부를 상의해야 한다.

- **문진표 솔직하고 상세하게 작성:** 검진 전 작성하는 문진표에는 현재 앓고 있는 질환, 복용 약물, 과거 병력, 가족력, 생활 습관 등을 솔직하고 상세하게 작성해야 한다.

- **편안한 복장과 불필요한 장신구 제거:** 검진 당일에는 편안한 복장이 좋다. 목걸이, 귀걸이 등 금속 장신구는 X-ray, MRI 등 영상 검사 시 방해가 된다. 진한 화장도 자제한다.

- **검진 결과 확인 및 사후 관리:** 결과지에 적힌 각 항목의 의미와 정상 범위 그리고 본인의 결과가 무엇을 의미하는지 꼼꼼히 확인한다.

03
고령층·기저질환자에게
파고드는 '코로나'

신체가 쇠약해진 고령자에게 코로나는
아직 끝난 게 아니다

| 의학 자문 인용 |

주은정 강북삼성병원 감염내과 교수

> "코로나19 팬데믹은 종식됐지만
> 변이 바이러스 확산으로 여전히 주의가 필요하다.
> 특히 60세 이상 고령층과 기저질환자는
> 중증 진행 및 사망 위험이 높다."

● 코로나19가 전 세계를 휩쓴 지 어느덧 6년이 됐다. 세계보건기구(WHO)가 팬데믹(대유행) 종식을 공식 선언하며 일상은 제자리를 빠르게 찾았다. 하지만 코로나19 바이러스는 여전히 변이를 거듭하며 건강을 위협하고 있다.

질병관리청에 따르면, 2024년 2월 4주(2월 25일~3월 2일) 전국 527개 표본 의료기관을 통해 신고된 코로나19 신규 양성자 수는 4,538명(일평균 648명)이었다. 2월 2주(11~17일) 7,214명까지 오른 뒤 감소세를 보였지만 여전히 주 4,000명 이상이 코로나19에 확진됐음을 보여준다.

질병청은 2023년 8월 코로나19 감염병 등급을 2급에서 4급으로 낮췄다. 이후 전수감시를 중단하고, 527개 의료기관에서 코로나19 양성자 발생 수준을 확인하고 있다.

변이 바이러스 중 전파력과 면역회피능이 강하다고 알려졌던 BA.2.86(피롤라) 검출률은 1.6%까지 줄었다. 하지만 이 변이에서 유래한 JN.1(BA.2.86.1.1) 검출률은 2024년 1월 1주 14.9%에서 2월 4주 89.6%까지 오르며 16주 연속 증가세를 이어갔다.

특히, 신규 코로나19 양성자 중 60세 이상 고령 양성자의 비중이 2024년 1월 2주 이후 34~36%대에서 2월 4주 40%까지 증가했다. 각종 호흡기 감염병이 환절기에 유행하는 만큼 고령자, 기저질환자, 면역저하자 등은 건강관리에 더 주의하고 코로나19의 위험을 간과해서는 안 된다.

통계청의 '사망원인 통계'에 따르면, 2022년 코로나19로 인한 사망자 10명 중 9명(91.9%)은 65세 이상이었고, 기저질환자가 코로나19에 걸리면 기저질환 없는 환자 대비 사망률이 4배 높다는 연구 결과도 있다.

주은정 강북삼성병원 감염내과 교수는 "코로나19 엔데믹 상황에서 예방접종 및 과거 감염 이력 등으로 중증화율은 감소하고 있지만 코로나19 감염으로 인한 2차 합병증 발생 위험이 있다"고 말한다.

주 교수는 "최근 병실 내 감염 및 지역사회 감염으로 인한 확진자

수가 증가 추이를 보이고 있고, 특히 고령층을 비롯한 고위험군의 경우 코로나19 증상에 대한 인지가 낮아서 진단 및 치료가 지연되는 만큼 유의가 필요하다"면서 "치료에는 '항바이러스제'가 쓰인다"고 설명한다.

먹는 약(경구제)과 주사제가 있는데, 경구제는 가능한 한 빨리 투여해야 중증 진행을 막을 수 있다. 따라서 증상 발생 후 5일 이내 처방받아야 한다. 고위험군에 경구제 초기 투약이 중증 및 사망 예방에 중요하며, 증상이 경미하거나 호전되더라도 반드시 5일 치를 모두 복용해야 한다.

| 코로나19 증상 체크 리스트 |

☐ **열**: 37.5℃ 이상의 발열이 나타난다.
☐ **기침**: 마른기침이나 가래를 동반한 기침이 지속된다.
☐ **인후통**: 목이 아프고 따끔거리는 증상을 느낀다.
☐ **호흡곤란**: 숨쉬기 어렵고 가슴이 답답함을 느낄 수 있다.
☐ **근육통 및 피로감**: 몸살처럼 온몸이 쑤시거나 심한 피로감을 느낀다.

주 교수는 "코로나19는 아직 산발적인 감염이 지속되는 예측이 어려운 질환"이라며 "고위험군은 코로나19 의심 증상이 나타나면 반드시 가까운 의료기관에 방문해 빠른 검사를 받고 적절한 치료를 받아야 한다"고 당부한다.

국내에서 활용되는 코로나19 경구제는 화이자의 '팍스로비드(성분명 니르마트렐비르/리토나비르)'와 MSD의 '라게브리오(몰누피라비르)' 등 2종이다. 질병청이 일차적으로 권고하는 약은 팍스로비드지만 고령자나 기저질환자 일부는 사용이 어렵다.

팍스로비드는 간 장애가 있거나 신장 기능이 떨어진 환자에게 쓰기 어렵다. 병용 금기 약이 37개에 달하고 그중 국내 사용이 허가된 약물은 총 26종이다. 부정맥 치료제, 고지혈증 치료제, 전립선 치료제 등이 이에 포함된다.

라게브리오는 기존 복용 약물과의 상호작용이 없는 경구제다. 기존 약의 처방 용량 조절이나 투약 중지·대체 등에 대한 고민을 하지 않아도 복용이 가능하다. 신장·간 질환 환자들은 물론, 중증 만성 신장 장애 투석 환자도 복용할 수 있다.

주 교수는 "코로나19는 환자 나이, 기저질환, 중증도 등에 따라 치료 전략이 다르다"면서 "라게브리오는 약물 상호작용이 없어 고령자, 기저질환자, 면역저하자 등 고위험군에서도 처방이 용이하다. 진료 현장에서 다른 약을 쓰기 어려운 환자에게 중요한 옵션"이라고 말한다.

코로나19 예방 수칙

- **손 씻기 생활화:** 비누와 물을 사용하여 흐르는 물에 30초 이상 손을 씻는 것은 코로나19뿐만 아니라 다양한 감염병 예방에 가장 효과적인 방법이다.

- **마스크 착용:** 마스크 착용은 호흡기 비말을 통한 바이러스 전파를 막는 데 효과적이다. 특정 상황에서는 여전히 마스크 착용을 권고하거나 의무화하고 있다.

- **기침 예절 준수:** 기침이나 재채기를 할 때는 휴지나 손수건으로 입과 코를 가리고, 없다면 옷소매 위쪽(팔꿈치 안쪽)으로 가리고 한다.

- **주기적인 환기 및 소독:** 하루에 2~3회 이상 창문을 열어 자연 환기한다. 손이 자주 닿는 문손잡이, 스위치, 책상 등은 소독제로 주기적으로 닦아 청결을 유지한다.

- **아프면 쉬기:** 발열, 기침, 인후통 등 코로나19 의심 증상이 나타나면 집에서 쉰다. 외출할 때는 반드시 마스크를 착용한다. 증상이 심해지면 의료기관에 방문하여 진료를 받는다.

04
부모님 동작 느려지고
손 떨면 의심되는 '파킨슨병'

파킨슨병 환자 다수가
60대 이상이다

| 의학 자문 인용 |

김영수 한림대학교 동탄성심병원 신경외과 교수
김한준 서울대학교병원 신경과 교수

> "60세 이상 고령층은
> 뇌의 도파민 신경세포 소실 위험이 있다.
> 퇴행성 질환인 만큼 전조증상 없이
> 천천히 나타난다."

● A 씨는 아버지로부터 길에서 택시를 잡기 위해 손을 들려고 하면 이미 택시가 지나가 버리기 일쑤라고 말하는 것을 듣고 가슴이 덜컥했다. 아버지는 동작은 너무 느린데 전신의 경직마저 심해 몸은 항상 납복을 입은 것처럼 무겁고 일상생활이 힘들다. A 씨의 아버지는 파킨슨병 환자다.

의료계에 따르면, 파킨슨병은 뇌의 도파민 신경세포 소실로 인해 발생하는 만성 퇴행성 질환이다. 몸의 움직임을 조절하는 뇌세포에 변성이 생겨, 신경전달물질인 도파민을 합성·분비하는 뇌세포가 점차 줄어들고 몸의 움직임은 이상해진다.

건강보험심사평가원 통계를 보면, 국내 파킨슨병 환자 수는 지난 2022년 12만 명을 넘어섰으며, 2018년 10만 5,882명과 비교하면 5년간 14% 증가했다. 2022년 기준 남성이 5만 1,345명(43%), 여성이 6만 9,202명(57%)으로 여성 환자의 비율이 더 높았다.

연령별로는 50대 이하가 8,836명으로 7%인데 반해 60대 이상은 전체 환자의 98%인 11만 8,486명에 달해 대부분을 차지한다. 나이가 많을수록 발생 빈도가 높고, 65세 이상 인구 중 1%가 파킨슨병 환자로 알려졌다.

퇴행성 질환인 만큼 전조증상 없이 천천히 나타난다. 초기에는 손떨림 현상을 겪고, 이후 몸이 굳어지는 경직, 말과 행동이 느려지는 운동완서(운동의 속도와 진폭이 감소된 것), 보행장애 등으로 정상적인 노화 현상과 혼동하기 쉽다.

김영수 한림대학교 동탄성심병원 신경외과 교수는 "증상 중 떨림과 경직은 정상적인 노화현상에서는 드문 현상"이라며 "고령의 환자들은 신경 퇴행이 빠르게 진행되며, 이 경우 약으로 조절이 어렵다. 조기에 치료를 받아야 한다"고 말한다.

도파민 세포의 약 80%가 없어졌을 때 증상이 시작되며, 시간이 갈수록 조금씩 신경 퇴행이 진행돼서 병이 악화하는 것이다. 초기에는 주로 우측이나 좌측, 몸의 한쪽에서 떨림이나 경직 증상이 생겼다가 점차 전신 증상으로 넘어가고, 이후 보행장애까지 나타난다.

주로 몸의 한쪽에서 증상이 나타나는 점 때문에 뇌졸중과 혼동하기 쉽다. 그러나 뇌졸중은 어느 날 갑자기 몸의 한쪽이 완전히 마비되며 언어장애가 동반되는 반면, 파킨슨병은 증상이 천천히 나타나고 동반되는 증상에서도 뇌졸중과 차이가 있다.

파킨슨병은 이런 특징적인 증상이 나타나기 몇 년 전부터 전조증상이 나타나는 환자들이 많다. 잠꼬대, 우울감, 후각 저하, 변비 등의 증상들이 먼저 나타나거나 걸음걸이나 자세가 변하고 얼굴이 무표정해지는 것을 느낄 수도 있다.

파킨슨병 진단은 신경과 전문의의 병력 청취 및 신경학적 진찰로 이뤄진다. 파킨슨병은 뇌 MRI(자기공명영상)에서 특별한 이상이 발견되지 않는다. 따라서 파킨슨병과 유사한 다른 뇌질환인지 확인하기 위해 MRI 촬영을 한다.

치료에는 도파민과 비슷한 효과를 내는 약물을 사용하거나 복용 후 뇌에서 대사 과정을 거쳐 도파민이 되는 '레보도파'라는 성분이 들어있는 약을 사용한다. 다만, 레보도파 복용 환자 10명 중 4명이 4~5년 후 '약효 소진 현상'을 경험한다.

약효 소진은 약을 먹은 뒤 다음 약을 먹을 때까지 약효가 유지되지 않고 약기운이 떨어지는 현상이다. 빠르게는 2~3년 만에 온다. 또한 몸이나 얼굴이 흔들리고 꼬이는 이상운동중이 나타날 수 있어서 수술적 치료를 고려하게 된다.

널리 시행되고 있는 수술은 뇌 심부자극술이다. 전 세계에서 매년 1만 건 이상, 국내에서도 300건 이상 이뤄지고 있다. 뇌 심부자극술은 뇌 심부에 전극을 집어넣어서 망가진 회로를 전기적 작용으로 되돌려 놓는 것이다.

전기 자극은 가슴의 피부 밑에 자극 생성기를 설치하고 전선과 전극을 뇌 심부로 연결해 발생시킨다. 약 5~6㎜의 신경핵에 전극을 집어넣어야 하는 정교한 작업이다. 완치의 개념은 아니지만 환자 스스로 일상생활을 할 수 있도록 만들어 주는 게 목적이다.

아직 도파민 신경세포를 다시 살려내거나 세포의 소실을 중단 또는 지연시키는 치료법은 없으나, 이런 치료법의 개발을 위해 많은 연구가 진행되고 있다. 의료진은 "'시간이 지나면 좋아지겠지'라는 생각으로 방치하면 병이 악화하고 치료도 어려워진다"고 당부한다.

김한준 서울대학교병원 신경과 교수는 "파킨슨병의 치료는 한 번으로 끝나는 게 아니다. 환자 상태에 따라 수시로 치료법을 바꿔야 하므로 정기적으로 신경과 전문의를 방문해 상담하고 현재의 상태에 가장 적절한 치료 방법을 찾아가는 게 중요하다"고 말한다.

파킨슨병 예방 수칙

- **규칙적인 운동:** 신체 활동은 뇌 건강을 유지하는 데 중요하다. 걷기, 수영, 요가 등 꾸준히 운동하면 파킨슨병 위험을 줄일 수 있다.

- **건강한 식단:** 항산화 물질이 풍부한 과일, 채소, 통곡물을 많이 섭취해야 한다. 특히 베리류와 녹색 잎채소는 뇌 보호에 도움이 된다고 알려져 있다.

- **충분한 수면:** 수면 부족은 뇌 기능 저하와 관련이 있다. 매일 7~8시간 충분히 자는 것이 파킨슨병 예방에 도움이 된다.

- **스트레스 관리:** 만성 스트레스는 뇌에 해로운 영향을 미칠 수 있다. 명상, 취미 활동 등을 통해 스트레스를 효과적으로 관리해야 한다.

- **뇌 활동 유지:** 독서, 새로운 언어 배우기, 퍼즐 풀기 등 뇌를 지속적으로 사용하는 활동을 한다. 뇌를 활성화하는 것이 인지기능 유지와 파킨슨병 예방에 도움이 된다.

05
연로한 부모님 지켜주는 '폐렴 예방주사'

폐렴은 특히 고령층에게
치명적일 수 있는 질환이다

> "만 65세 이상 노인은 23가 다당질 백신을
> 무료로 접종받을 수 있다.
> 면역력이 약한 경우 13가 단백접합백신
> 접종도 고려할 수 있다."

● 예방접종은 미생물의 병원성을 죽이거나 약하게 만든 뒤 몸속에 투여하는 방식이다. 우리 몸이 미생물이 들어온 것으로 착각해 항체를 생성하게 하는 원리다. 이를 통해 질병이 발생할 위험성을 낮춘다.

날씨가 추운 겨울에는 독감뿐만 아니라 폐렴이 자주 발생한다. 특히 노인들은 폐렴에 걸리면 치명적인 결과로 이어질 수 있다. 이를 예방하려면 사람이 몰리는 장소에서 마스크를 착용하고, 손 씻기 등 개인 방역수칙을 철저히 지켜야 한다. 예방접종 대상자라면 미리 백신을 접종하는 게 좋다.

특히, 대규모 인구이동이 있는 설이나 추석 등 명절은 일시적으로 감염병에 취약해지는 시기다. 부모님이 만 65세 이상 노인이라면 폐렴 예방접종을 받았는지 확인하는 게 필수다.

서울아산병원에 따르면, 폐렴은 세기관지(기관지에서 나뉘어지는 가지 중 아주 작은 기관지) 이하 부위의 폐 조직에 염증반응이 생기는 질환이다. 주요 증상은 기침과 가래, 호흡곤란, 구토, 설사, 두통, 피로감 등 다양하다.

| 폐렴 증상 체크 리스트 |

- ☐ **고열**: 38℃ 이상의 높은 열이 지속적으로 나타난다.
- ☐ **기침**: 가래가 섞인 기침이나 마른기침이 오래간다.
- ☐ **호흡곤란**: 숨쉬기 어렵고 가슴이 답답함을 느낀다.
- ☐ **가슴 통증**: 숨을 쉬거나 기침을 할 때 가슴에 통증이 있다.
- ☐ **오한 및 피로감**: 몸이 춥고 으슬으슬하며, 전신에 심한 피로감을 느낀다.

폐렴을 일으키는 원인은 세균과 바이러스, 곰팡이다. 그중 폐렴의 주요 원인균인 폐렴구균은 사람 코와 목에도 살고 있는 아주 흔한 세균이다. 나이가 들면 기관지의 균 저항력이 약해지고, 모세 기관지의 균 제거 기능도 떨어진다.

이로 인해 젊고 건강할 때보다 나이가 들고 쇠약해질 때 폐렴에 잘 걸린다. 특히 담배를 피우면 기관지 섬모 활동이 줄어 호흡기질환에 걸릴 가능성이 커진다.

폐렴은 감염된 사람의 침이나 콧물을 통해 다른 사람에게 전파된다. 나이가 많거나 심장병 및 당뇨병 등 만성질환을 앓고 있는 사람에게 폐렴구균은 치명적일 수 있다.

전체 폐렴 발병 원인 중 가장 큰 비율인 약 70%를 차지하는 폐렴구균은 백신 접종을 통해 예방할 수 있다. 폐렴구균은 90가지 이상의 혈청형(종류)이 있다. 그중 23가지 혈청형 폐렴구균이 고령자와 영유아에서 많이 발생하는 감염균이다.

폐렴 백신은 23가지 혈청형을 예방하는 '23가 다당질백신'인 사노피파스퇴르의 '뉴모23'과 MSD의 '프로디악스23' 등이 있다. 13가지 혈청형만 예방하는 '13가 단백접합백신'으로는 화이자의 '프리베나13'이 있다.

'프리베나13'의 경우 단백접합백신이고, 나머지 두 제품은 다당질백신이다. 현재 5세 미만은 13가 단백접합백신을, 65세 이상 고령자는 다당질백신을 무료로 접종받을 수 있다.

대한감염학회가 발표한 성인 예방접종 가이드라인에 따르면, 만 18세부터 64세 만성질환자는 13가 단백접합백신을 우선적으로 접종할 것을 권장한다. 단백접합백신의 효과가 더 좋은 이유는 면역력이 약한 사람의 경우 체내에 들어온 다당류보다 단백질을 통해 면역항체 발생이 더 잘 이뤄지기 때문이다.

폐렴구균 예방접종이 코로나19를 막는 것은 아니지만, 확진자가 이차적으로 겪을 수 있는 폐렴구균 폐렴이나 폐렴구균 감염 합병증을 예방할 수 있다.

면역력이 약한 노인은 폐렴구균 예방접종이 권장된다. 폐렴구균 예방접종은 폐렴구균에 의한 폐렴 및 균혈증 같은 침습성 감염의 발생을 줄일 수 있어서다.

노인이 되기 전에 다당질 백신을 접종했더라도 만 65세 이상이 되었다면 접종일로부터 5년이 경과한 후 1회 재접종을 해야 한다.

폐렴 예방 수칙

- **예방접종 받기:** 폐렴 백신은 성인과 어린이 모두에게 권장된다. 특히 65세 이상 노인, 만성질환자(심장질환, 폐질환, 당뇨병 등), 면역저하자는 반드시 접종해야 한다.

- **개인위생 철저:** 외출 후, 식사 전후, 코를 풀거나 기침·재채기 후에는 반드시 손을 씻는다. 기침이나 재채기를 할 때는 휴지나 옷소매로 입과 코를 가리는 '기침 예절'을 지킨다.

- **금연 및 간접흡연 피하기:** 금연은 폐 건강을 지키는 가장 중요한 실천이다. 간접흡연에 노출되지 않도록 주의해야 한다. 어린이나 노인의 경우 간접흡연에 더 취약하다.

- **규칙적인 운동과 균형 잡힌 식사:** 꾸준한 유산소 운동은 폐 기능을 강화한다. 채소, 과일, 통곡물, 살코기 등을 골고루 섭취하고, 충분한 수분을 섭취하는 것도 중요하다.

- **충분한 휴식과 스트레스 관리:** 하루 7~8시간의 질 좋은 수면은 몸의 회복을 돕고 면역력을 유지하는 데 필수적이다. 명상, 취미 활동, 대화 등으로 스트레스를 제때 푼다.

06
부모님 건강 꼼꼼하게 챙기는 '7가지 질문'

고령의 부모님은 자녀에게
건강 문제를 숨기는 경향이 있다

| 의학 자문 인용 |

장일영 서울아산병원 노년내과 교수

> "자녀들은 적극적으로
> 부모님의 건강 상태를 확인해야 한다.
> 7가지 핵심 질문을 통해
> 건강 이상 징후를 파악할 수 있다."

● 언제부터인가 부쩍 야위고 기력이 쇠약해진 부모님 모습을 보게 되면 마음이 편치 않다. 밥을 잘 먹고, 잠은 잘 주무시는지 걱정이 앞선다. 자식이 걱정할까 봐 성치 않은 몸 상태를 숨기는 게 나이 든 부모의 마음이다.

이럴 때일수록 자식들이 부모 건강 상태를 확인하는 게 필요하다. 노인들은 의심 증상이 여러 번 나타나도 '나이를 먹어 그러려니'하고 넘기는 경우가 많다.

장일영 서울아산병원 노년내과 교수의 도움말을 통해 부모님 건강을 확인할 7가지 질문과 대답을 알아본다.

첫 번째 질문은 부모님이 삼시세끼를 잘 먹고 있느냐이다. 식사는 영양관리의 기초다. 식사 여부를 묻는 것은 부모님 건강 상태를 확인하는 출발점이다. 나이가 들면 예전에 비해 식사량이 줄어든다. 소화능력이 떨어져 음식에서 영양소 흡수율이 떨어져서다. 치아 건강도 식사에 영향을 미친다. 이로 인해 단백질 섭취가 줄어들어 영양 결핍 증상이 나타날 수 있다.

부쩍 식사량이 줄어든 부모님이 있다면 왜 입맛이 없는지, 음식물을 씹거나 삼키는 게 어려운지 확인한다. 또한 복용하는 약이 입맛에 영향을 미쳤는지 주치의와 상담한다. 변비도 체크할 항목이다. 변비 증상을 장시간 방치하면 소화불량과 함께 식욕이 감퇴한다.

두 번째 질문은 기억력이다. 노인들은 치매라는 말을 꺼린다. 치매 검사를 받는 것조차 부끄러워하는 경우가 있다. 자존감과도 연결되는 지점이다. 하지만 나이가 들면 치매를 예방하고 조기에 진단하는 게 중요하다. 치매는 기억력 장애 외에 공간지각력, 계산능력, 판단능력 등을 점차 떨어뜨리고, 일상생활에도 어려움을 겪게 한다.

치매를 예방하려면 좋은 생활 습관을 들여야 한다. 평소 균형 잡힌 식사를 하고 고혈압과 당뇨병, 고지혈증 등을 잘 치료한다. 흡연과 음주를 피하고 비만을 경계한다. 두뇌 활동과 신체운동은 꾸준히 하고, 매일 30분씩만 걸어도 치매 발생 위험을 크게 줄일 수 있다.

세 번째 질문은 부모님이 넘어진 적이 있는지 확인하는 것이다.

노인에게 낙상사고는 치명적이다. 신체적인 기능이 떨어지고 간병 부담도 발생한다. 외출이나 운동을 잘 안 하고 집에만 있게 만들어 또 다른 건강 문제가 발생할 수 있다.

정신적으로는 불안이나 우울증 같은 정신건강에도 악영향을 미친다. 낙상사고를 당하면 대퇴골 근위부가 골절되고, 수술을 받게 된다. 회복하는 데 약 6~12개월이 걸리고, 골절 부위 통증으로 인해 누워만 있게 돼 욕창과 폐렴, 폐색전증, 근육 위축 등 전신적인 합병증을 얻는다.

균형 감각이 떨어지고 근력이 약해지는 것도 문제다. 평소 균형 감각을 높이고 근력을 키울 수 있도록 걷기 등 가벼운 운동을 꾸준히 계속하는 게 좋다.

집에서 넘어지기 쉬운 환경은 미리 막아야 한다. 발에 걸리기 쉬운 전기 플러그나 기타 장애물은 걷는 데 방해되지 않는 곳으로 치워두고, 집안 조명은 너무 어둡지 않게 항상 적당한 밝기로 유지한다.

네 번째 질문은 약을 잘 챙겨먹는지 여부다. 부모님이 약을 몇 가지나 복용하는지, 제시간에 잘 복용하는지, 중복해서 복용하지 않는지 질문한다. 정량을 복용하는 게 무엇보다 중요하다. 복용 지침을 정확히 확인해 약봉지에 날짜를 적어놓거나 휴대전화 알람을 맞춰드린다.

당뇨약이나 고혈압 약은 가장 단순하고 매일 복용하는 약임에도 불구하고, 복용을 잘 못해 응급실을 찾는 경우가 있다. 어버이날에 부모님 댁을 방문한다면 약 상자부터 살펴보자. 복용하는 약이 무엇인지 확인하고, 꾸준히 복용하도록 돕는다.

다섯 번째 질문은 술과 담배다. 노인일수록 '이제 와서 담배를 끊어서 뭐가 달라지느냐'라는 반응을 보이는 경우가 많다. 담배는 혈액 순환을 막는 주범이다. 자주 손발이 저리거나 오래 걸을 때 다리에 문제가 생긴다면 담배부터 끊는다.

술은 간 기능을 떨어트린다. 복용 중인 약은 모두 간에서 대사와 해독이 이뤄진다. 술을 자주 마시면 혈압약이나 당뇨약의 효과가 떨어질 수밖에 없다. 술은 사흘 동안만 끊어도 효과가 좋아진다. 나이가 들수록 술을 멀리해야 한다.

여섯 번째 질문은 슬프거나 우울한 적이 없는지 확인하는 것이다. 병원에서도 설명되지 않는 불면증이나 통증, 소화불량을 호소한다면 노인성 우울증을 의심할 필요가 있다. 정신적인 문제는 인지기능에도 영향을 미친다. 세상일에 관심이 없어지고, 집중력과 판단력도 떨어진다.

보름 이상 우울한 기분이 계속되면 병원에서 진료를 받는 것이 좋다. 조기에 발견하면 치료 효과가 좋아지고 합병증도 예방할 수 있다. 멀리서라도 자주 통화하고, 부모님 기분 상태를 파악한다. 노인성 우울증은 곁에 있는 가족의 관심과 역할에 따라 호전 속도가 좌

우될 수 있다.

  일곱 번째 질문은 평소에 잠을 잘 주무시는지 확인하는 것이다. 질 낮은 수면은 건강을 해치는 지름길이다. 새벽이나 아침에 일어났을 때 피곤함을 호소한다면 수면의 질이 나쁘다는 신호다.

  노인이 될수록 지나치게 일찍 자고 일찍 일어나는 현상이 발생한다. 이럴 때는 취침 및 기상 시간을 조절하는 게 무엇보다 중요하다. 나이가 들수록 깊은 밤에 할 일이 없어 일찍 자는 경우가 많기 때문에 일찍 깰 수밖에 없다. 자는 시간을 뒤로 조금만 늦춘다고 생각하면 새벽잠이 없어지는 걸 줄이는 데 도움이 된다.

제5장

웰빙 노년을 위한 라이프스타일

01
나이 들어도 매끈한 얼굴을 유지하는 '실리프팅'

2030도 적극적인 피부 관리를 위해
선택하는 방법이다

| 의학 자문 인용 |

반재상 바노바기 성형외과 대표원장
조민영 팽팽클리닉 대표원장

> "얇은 생체흡수성 실을 삽입하는 것으로
> 통증이 적고 시술 시간이 짧다.
> 꼼꼼한 관리와 콜라겐 함유 화장품 사용 외
> 식습관과 숙면이 중요하다."

● 건강한 생활 습관으로 노화 속도를 늦추는 저속노화에 대한 관심이 뜨거운 가운데 20~30대 젊은 층도 이러한 저속노화 열풍에 합류하고 있다. 이들은 피부를 더욱 적극 관리하겠다는 마음에서 '실리프팅'을 염두에 두고 있다.

의료계에 따르면, 실리프팅은 체내에 안전하게 녹는 생체흡수성 (의료용) 실을 피부에 삽입하는 시술이다. 처진 피부를 당겨주고 콜라겐 재생을 유도해 피부에 탄력을 준다. 이 실은 비교적 얇기 때문에 절개, 조직 손상 부담이 거의 없고 적은 통증으로 **빠른 시술이 가능하다**.

최근 젊은 층도 실리프팅을 선택하고 있다. 실리프팅 특화 의료기관인 팽팽클리닉이 2024년 '실리프팅 시술 통계'를 분석한 결과, 그해 하반기 20대 환자의 비중은 11.5%로 그해 상반기(6.5%) 대비 2배 증가했다. 환자 수는 상반기(50명)에서 하반기(138명) 2.7배 늘어났다.

30대 환자의 비중은 그해 하반기 28.7%로 상반기(27.2%)보다 소폭 상승했다. 환자 수는 상반기(215명)에서 하반기(343명) 약 60% 증가했다. 30대 환자 비중은 50대 환자 비중보다 8% 높았고, 40대 환자 비중(31%)과 근소한 차이를 보였다.

| 실리프팅 시술이 필요한 경우 |

☐ 얼굴에 잔주름이 늘고, 탄력이 떨어졌을 때
☐ 볼살이 처져 팔자주름이 깊어졌을 때
☐ 턱선이 무너지고 이중턱이 생겼을 때
☐ 피부 처짐이 심하지 않아 수술이 부담스러울 때
☐ 피부가 칙칙하고 안색이 어두워졌을 때

실리프팅을 자주 시행하는 의료기관들은 "주름 및 처짐을 개선해 어려 보이는 인상을 만들면서 보다 매끄럽고 또렷해지는 얼굴형을 얻을 수 있어 젊은 층도 찾는다"고 말한다. 노화 때문이 아니어도 볼 처짐이나 턱선, 이중 턱으로 고민하는 이들에게 필요하다는 취지다.

이마와 팔자 주름, 피부 탄력 저하 같은 노화 증상이 온 뒤 관리하는 게 아니라 미리 예방해야 한다는 인식이 젊은 층 사이에서 확산한

데다 사회관계망서비스(SNS) 게시물 등의 영향이 큰 것으로 보인다.

하지만 의료진 입장에서 실리프팅은 환자의 피부 상태, 처짐, 안면근육 및 신경 등을 모두 고려해야 하는 시술이다. 이왕이면 경험이 풍부하고 노하우를 가진 의료진에게 시술받는 게 좋다. 특히 표정 근육에 대한 이해가 기본이다.

얼굴 피부는 예민하고 얇으며, 주름들은 습관화된 표정들이 오랜 세월 반복되면서 생긴다. 이를 고려해 시술해야 효과적이다. 또한 실의 종류, 특성, 디자인에 따라 효과가 다르기 때문에 시술 부위와 얼굴 처짐 정도에 따라 적합한 실을 골라야 한다.

반재상 바노바기 성형외과 대표원장은 "실리프팅은 콜라겐 생성을 도와 자연스럽게 탄력을 회복시킬 수 있어 선호하는 사람이 많다"며 "자신의 전체적인 얼굴에 맞게 리프팅을 하는 게 중요하고, 사후 관리를 꼼꼼하게 해야 최상의 결과를 얻을 수 있다"고 설명한다.

조민영 팽팽클리닉 대표원장은 "피부 처짐에 대한 불만족이 실리프팅을 하는 가장 큰 이유"라며 "나에게 맞는 저속노화 라이프스타일 실천과 함께 미용 시술의 도움도 함께 받는다면 빛나는 젊음을 더 오래 유지할 수 있을 것"이라고 조언한다.

한편, 떨어진 피부 탄력 또는 피부 처짐이 고민이라면 생활 습관을 바꿀 필요도 있다. 콜라겐이 함유된 화장품을 추가하면 피부 건강 상태를 끌어올릴 수 있다. 콜라겐 생성 감소로 피부가 처지기 때문에 콜라겐을 충분히 공급하면 노화를 늦추는 데 효과를 볼 수 있다.

콜라겐 합성을 촉진하는 단백질과 비타민C 성분이 풍부한 음식 섭취도 추천한다. 비타민C는 오렌지, 레몬, 키위 등 과일에 있다. 단백질을 섭취하고 싶다면 닭가슴살, 계란, 두부와 같은 음식을 먹으면 된다. 운동을 하면 혈액 순환이 촉진돼 피부 세포 재생과 탄력을 높일 수 있다.

매일 7~8시간의 숙면은 세포 재생에 도움을 준다. 스트레스 호르몬은 피부 탄력에 부정적이라 적절히 해소해야 한다. 과도한 음주는 피부를 건조하게 만들기 때문에 피하고, 콜라겐을 파괴하는 자외선을 차단하기 위해서는 자외선 차단제가 필수다.

실리프팅 시술 시 주의사항

- **충분한 상담과 전문의 선택:** 자신의 피부 상태, 원하는 개선 방향, 시술 과정, 사용될 실의 종류, 예상 효과 및 부작용에 대해 상세히 논의해야 한다.

- **정품 실 사용 여부 확인:** 식약처 허가를 받은 정품 실(KFDA 승인 여부)을 사용하는지 반드시 확인한다. 저가 실이나 미인증 실은 부작용 위험을 높일 수 있다.

- **시술 후 관리:** 시술 후 붓기나 멍을 줄이기 위해 냉찜질을 꾸준히 해준다. 시술 부위를 만지거나 문지르지 말고 경락 마사지, 고주파 관리 등 얼굴에 강한 자극을 주는 행동도 최소한 달간 피해야 한다. 딱딱하거나 질긴 음식을 피한다.

- **부작용 발생 시 즉시 의료진과 상담:** 예상 범위를 넘어서는 통증, 심한 붓기, 발열, 피부 변색 등 이상 증상이 나타나면 즉시 병원을 방문하여 적절한 조치를 받는다.

- **과도한 욕심은 금물:** 자연스럽고 만족스러운 결과를 위해서는 과도한 리프팅 효과나 무리한 시술 횟수에 대한 욕심을 버려야 한다.

02
몸을 젊어지게 하는 '마음챙김 명상'

인식을 현재로 가져오면 마음뿐 아니라
신체 또한 생기 있게 바뀐다

| 의학 자문 인용 |

이상혁 분당차병원 정신건강의학과 교수

"스트레스가 만성화되면
당뇨병, 고혈압 유발 가능성이 높아진다.
마음챙김 명상은 언제, 어디서든 할 수 있으며
인식을 현재로 가져오는 게 중요하다."

● 유전자 가위의 개발, AI의 탄생 등 의료·과학 기술이 끊임없이 발전하고 있다. 하지만 '시간을 돌리는 기술'은 아직 갈 길이 멀어 보인다. 그러나 여기 2000년대도 아닌 1979년에 진행된 시간을 거꾸로 돌리는 연구가 하나 있다.

'마음챙김의 어머니'로 알려진 엘렌 랭어 하버드대학교 심리학과 교수는 70세 이상 노인들을 불러 모은 다음, 그들이 젊은 시절에 살았던 환경과 비슷하게 꾸며진 곳에서 일주일 동안 살게 했다. 추억이 가득 담긴 물건뿐 아니라 음악과 책, 뉴스, TV 프로그램 등 모두 당시에 맞게 바꿨다.

그 결과 참가자들의 시력과 청력, 관절의 유연성이 유의미하게 좋아졌다. 혈압과 혈당도 정상 수준에 가까워졌다. 이외에도 스스로에 대한 인식이 젊어졌으며, 일상의 태도 또한 긍정적이고 활기차게 변화했다.

이 연구가 바로 엘렌 랭어의 유명한 '역방향 연구'다. 랭어는 여기에서 마음챙김(mindfulness)의 중요성과 함께 마음 건강과 신체의 밀접한 연결에 대해 역설한다. 무의식적으로 흘러가는 의식을 '지금, 여기' 현재로 가져와 집중하며 살아갈 때 역동적으로 살아가게 되고, 마음뿐 아니라 신체 또한 생기 있게 바뀐다는 것이다.

저속노화, 즉 천천히 나이 드는 법에 대한 관심이 뜨겁다. 아름다움에 대한 기준은 저마다 다를 테지만 '건강함'과 '젊음'을 추구하지 않는 이는 없기 때문이다.

저속노화는 신체와 정신의 노화 속도를 늦춰, 질병을 예방하고 건강한 삶을 유지하는 여러 방식을 의미한다. 가속노화는 이와 반대로 노화되는 속도가 빨라져 신체와 정신의 기능이 빠르게 떨어지는 것을 뜻한다.

'역방향 연구'에서 알 수 있듯이, 마음챙김은 노화의 속도를 늦추는 데 도움이 된다. 우리 몸은 급성 스트레스를 받을 때 방어 작용으로 스트레스 호르몬인 코르티솔 분비량이 증가하는데, 이때 혈압과 혈당이 오르게 된다. 호흡이 빨라지고 두통이 생길 뿐 아니라 스트레스가 만성화될 경우에는 면역체계가 약해져 당뇨병, 고혈압 등이 유발될 가능성이 높아진다.

이상혁 분당차병원 정신건강의학과 교수는 "마음챙김 중에서도 명상을 통해 스트레스 관리를 생활화하면 마음과 몸 모두 젊어질 수 있다"며 "마음챙김 명상을 '현재에 머무르기'라고 표현하면서 지금 일어나는 일과 감각에 집중하는 모든 방식"이라고 설명한다.

| 명상의 효과 |

☐ 마음을 진정시켜 스트레스 호르몬인 코르티솔 수치를 낮춘다.
☐ 마음을 한곳에 모으는 훈련을 통해 집중력을 높인다.
☐ 부정적인 생각으로부터 벗어나 마음의 평온을 되찾도록 돕는다.
☐ 심신을 이완시켜 깊은 잠을 유도하고 불면증 해소에 도움이 된다.
☐ 자신의 감정을 객관적으로 인식하고 다스리는 힘을 길러준다.

마음챙김 명상은 언제 어디서든 할 수 있다. 길을 걸어갈 때, 밥을 먹을 때, 이를 닦거나 샤워할 때도 가능하다. 가령 밥을 먹을 때는 지금 먹는 반찬과 밥의 식감과 맛에 집중하는 것이다. 산책할 때는 발에 느껴지는 자극을 생각해 보고, 눈앞에 보이는 꽃과 나뭇잎의 모양과 색을 들여다보는 식이다.

이 교수는 명상할 때 다른 생각이 들어도 괜찮다고 조언하며 그럴 때는 '내가 이런 생각을 많이 하는구나'라고 알아차린 후 다시 지금 이 순간으로, 의식적으로 돌아오는 것을 반복하는 훈련이 필요하다고 설명한다.

이 교수는 마음속에서 일어나는 감정이나 생각을 흘러가는 구름처럼 여기는 게 도움이 된다고 말한다. "지금 당장 떠오르는 스트레스 상황은 결국 구름처럼 모두 지나간다고 인식하고, 생각의 방식을 바꾸면 지금 여기에 집중할 수 있게 된다"며 "일종의 스트레스 관리법이면서 삶의 방식에 대한 교육인 셈"이라고 말한다.

효과적인 명상 방법

- **호흡에 집중하기:** 편안한 자세로 앉거나 누워 눈을 감거나 부드럽게 아래를 응시한다. 코끝이나 배가 움직이는 것에 집중하며 숨이 들어오고 나가는 것을 느낀다.

- **몸의 감각 인식:** 편안하게 눕거나 앉은 자세에서 눈을 감고 심호흡을 몇 번 한다. 발가락부터 시작하여 천천히 위로 올라가면서 몸의 각 부분에 주의를 기울인다.

- **소리에 귀 기울이기:** 조용한 공간에 앉거나 서서 눈을 감거나 반쯤 뜬다. 멀리서 들리는 소리부터 가까이서 들리는 소리까지, 모든 소리에 귀를 기울인다.

- **걷기 명상:** 천천히 걸을 수 있는 길을 찾는다. 발이 땅에 닿는 감각, 다리의 움직임, 팔의 흔들림 등 걷는 동안 몸에서 일어나는 모든 감각에 주의를 기울인다.

- **감사 명상:** 편안한 자세로 앉아 자신에게 "내가 평화롭기를, 내가 행복하기를, 내가 건강하기를"과 같은 긍정적인 문구를 속으로 반복한다.

03
삶만큼 중요한
건강한 죽음 '웰다잉'

'건강한 삶' 만큼
'건강한 죽음'이 화두다

> "우리나라에서는 2018년부터
> '연명치료결정제도'로 존엄사를 허용하고 있다.
> 병원에 중환자실은 있지만
> 죽음을 자연스레 맞이할 임종실은 없다."

● 고령화 사회가 되면서 최근 건강한 삶만큼 '건강한 죽음(웰다잉, well-dying)'이 화두가 되고 있다. 의학의 발달로 어떤 병이든 사망률은 줄었지만 질병이나 노화 그 자체를 막지는 못하기 때문에 이제는 병원이나 요양병원에서 오랜 기간 투병하다가 생을 마감하는 것이 일반적이 됐다.

그런데 병원에서의 마지막은 대체로 '웰다잉'과는 거리가 멀다. 인간의 품위와 존엄도 찾아볼 수 없는 죽음이다.

일부 전문가들은 이렇게 된 이유를 죽음에 이르는 과정 자체가 산업화된 데서 찾기도 한다. 산 것도 죽은 것도 아닌 상태에서 생애 동안 쓰는 의료비 대부분을 마지막 1~2년 동안 쏟아 붓다가 사망하고, 그 후에는 화려한 장례식장에서 장례를 치르는 것이 산업화, 시스템화 되었기 때문이라는 것이다.

최근 출간된 책『나는 친절한 죽음을 원한다』(박중철 지음)에 따르면, 자신이 살던 집에서 죽는 경우는 이제 드물다. 우리나라 사람 4명 중 3명이 병원에서 죽는다.

의학적으로는 의식과 기력이 떨어져 음식을 섭취할 수 없을 정도로 쇠약해지면 자연스럽게 몸에서 탈수가 되면서 사망한다. 그런데 병원에 입원하게 되면 의료진은 이 상태의 환자에게 콧줄을 넣어 인공영양제를 강제로 투여해 억지로 살려낸다.

그렇다고 죽을 상황이 되었는데 병원에 가지 않을 수도 없다. 장례식장에 가려면 사망진단서가 필요하다. 이 진단서에 쓸 수 있는 사인은 병사와 외인사, 불상(병사인지 외인사인지 알 수 없는 경우)밖에 없다. 병원에서는 병사로밖에 기록할 수 없는데 병원은 어떻게든 사람을 살려내는 곳이라 임종 전까지 수많은 검사와 치료가 시도된다.

앞서 1997년에 보라매병원에 입원해 있던 중증 환자를 퇴원시켰다가 의료진이 살인치사와 살인방조죄로 형사 처벌받는 사건이 일어났다. 이후 병원마다 중증 환자의 퇴원은 쉽지 않아졌다. 당시 의료비 부담에 시달리던 부인의 요청으로 퇴원시켰다가 의료진과 부인이 처벌받은 사례였다.

하지만 해외에서는 이 같은 건강하지 않은 죽음에 반발하는 이들이 늘고 있다. 외신들에 따르면, 2018년 104세 호주 생태학자인 데이비드 구달 박사는 '환희의 송가'를 들으며 안락사가 허용된 스위스에서 스스로 생을 마감했다. 프랑스 배우 알랭 들롱 역시 "특정 나이, 특정 시점부터 병원이나 생명유지 장치를 거치지 않고 조용히 세상을 떠날 권리가 있다"며 안락사를 결정한 것으로 보도됐다.

우리나라는 환자가 고통 등에서 벗어나기 위해 인위적으로 생명을 종결시키는 안락사는 불가능하다. 하지만 2018년부터 '연명의료결정제도'가 시행되며 존엄사는 허용됐다. 존엄사는 사망이 임박한 환자가 더 이상 연명치료 없이 인간으로서 존엄과 가치를 유지하며 사망에 이르는 것을 말한다.

전문가들은 일부 호스피스 병원 임종실처럼 일반 병원에서도 임종실을 만들어 고통 없이 담담하고 차분히 죽을 수 있도록 해야 한다고 주장해 왔다.

보건복지부는 2024년 8월 1일부터 '의료법 시행규칙' 개정에 따라 300병상 이상의 종합병원과 300병상 이상의 요양병원에 임종실 설치·운영을 의무화하도록 조치했다. 특히 환자와 가족이 삶의 마지막 순간을 존엄하게 마무리할 수 있도록 임종실은 10㎡ 이상의 면적으로 1명의 환자만 수용해 가족 등과 함께 임종을 준비할 수 있도록 규정했다.

최근 인구 고령화와 증가하는 사망자 수를 고려할 때, 임종 과정에 있는 환자가 무의미한 연명의료를 중단할 수 있게 돕는 '연명의료결정법'의 대상과 기관 등이 확대돼야 한다는 목소리도 나오고 있다.

한국보건사회연구원이 최근 발간한 '미래 사회 대비를 위한 웰다잉 논의의 경향 및 과제'에 따르면, 전문가들은 모든 의료기관에 의료기관윤리위원회가 설치돼 있지 않아 사전연명의료의향서를 작성해도 연명의료 중단을 이행하기 어려운 경우가 있다고 지적한다. 의료기관윤리위가 있어야만 법적으로 연명의료에 대한 결정과 시행을 할 수 있기 때문이다.

국립연명의료관리기관에 따르면, 2024년 7월 기준 의료기관윤리위원회를 설치한 의료기관 수는 403개다. 상급종합병원은 100%, 종합병원 63.2%, 요양병원은 10.7%만 연명의료 중단 등의 결정을 이행했다. 법 시행 이후 2019년부터 2021년 5월까지 등록자는 14만 154명이었으며, 대부분이 상급종합병원과 종합병원에서 연명의료계획을 수립하는 것으로 확인됐다.

효과적인 웰다잉 준비 방법

- **사전연명의료의향서 작성:** 전국 보건소나 의료기관에 비치된 서식을 통해 자신이 의사결정 능력을 상실했을 때, 연명의료를 받을 것인지 여부 등을 명확히 밝힌다.

- **유언장 및 재산 정리:** 법적 효력을 갖춘 유언장(자필 유언증서, 녹음 유언, 공정증서 유언 등)을 작성한다. 재산 분배, 장례 방식, 남기고 싶은 메시지 등도 담을 수 있다.

- **장례 및 장묘 방식 결정:** 본인이 원하는 장례 방식을 결정한다. 종교적인 의식 여부, 부고를 알릴 범위, 조문객 접대 방식 등 세부적인 사항까지 미리 생각해 볼 수 있다.

- **관계 정리 및 주변 사람들과 소통:** 가족, 친구, 동료 등 자신에게 소중했던 사람들에게 감사와 사랑의 마음을 전한다.

- **현재 삶 충실히 살기:** 꾸준한 운동, 균형 잡힌 식단, 정기적인 건강검진을 통해 삶을 관리한다. 죽음에 대해 막연하게 두려워하기보다는 남아 있는 시간을 소중히 여긴다.

04
오래 살기 위한 기본 중 기본
'잠 잘 자기'

잠을 잘 자지 못하면 피로감과
의욕 상실이 유발된다

| 의학 자문 인용 |

신원철 강동경희대병원 수면센터 교수
윤창호 분당서울대병원 신경과 교수

> "약보다 중요한 게 '숙면'이며,
> 수면 위생 습관이 무엇보다 중요하다.
> 노년기 수면장애는 자연스럽게 발생하지만,
> 만성질환 위험을 안고 있다."

● "밤에 잠을 잘 못 주무시죠? 약을 아무리 먹어도 잠을 못 주무시면 몸이 낫지 않습니다."

몸이 아파 처방받은 약을 다 먹었음에도 두통, 오한, 고열에 시달려 재차 병원을 찾은 김 씨에게 의사가 한 말이다. 의사는 이 약보다 중요한 게 '숙면'이라고 따끔하게 충고했다.

'잠이 보약'이라는 말은 실제로 맞는 말이다. 우리 몸은 자는 동안 낮에 활동하며 쌓인 피로와 노폐물을 제거하고 면역기능을 회복하기 때문이다. 전문가들은 잠을 잘 자지 못한 채 쉬지 않고 깨어 활동하면 고혈압과 당뇨, 비만, 위장관 장애 등 건강 문제가 발생할 위험이 커진다고 말한다.

신원철 강동경희대병원 수면센터 교수는 "심혈관질환 및 뇌질환 위험이 2~3배 증가하며 불안장애와 같은 정신 건강 문제도 심화할 가능성이 높다"고 말한다.

노년기에는 잠이 줄어든다. 수면 유도 물질인 멜라토닌이 잘 생성되지 않아서다. 또한 노인이 되면 생체 리듬을 다루는 신경 기능이 감소해 생체 시계가 일반 성인보다 1~2시간 정도 앞당겨진다.

| 수면 부족으로 인한 몸의 이상 징후 |

- ☐ 쉽게 짜증나고 예민해진다.
- ☐ 집중력이 떨어지고 기억력이 나빠진다.
- ☐ 피부 트러블이 생기거나 푸석푸석해진다.
- ☐ 식욕이 증가하고 체중이 늘어난다.
- ☐ 감기에 자주 걸리는 등 면역력이 약해진다.

멜라토닌은 해가 진 후부터 생성되기 시작해 새벽 2~4시 사이에 가장 많이 분비된다. 하지만 노인은 멜라토닌 분비가 적고 생체 시계도 빨라져 수면의 질이 떨어지는 경우가 많다. 국내 노인 인구의 약 절반이 수면으로 고통받고 있다고 알려져 있다.

윤창호 분당서울대병원 신경과 교수에 따르면, 수면장애란 건강한 잠을 자지 못하거나 충분히 자고 있음에도 낮 동안 각성을 유지하지 못하는 상태, 수면 리듬이 무너져 어려움을 겪는 상태 등을 포

괄하는 넓은 개념이다.

노년기에 발생하는 수면장애 중 가장 흔한 것은 불면증과 일주기 리듬 수면장애다. 두 장애 모두 피로감과 졸음, 의욕 상실 등을 유발한다. 불면증은 잠들기 어렵거나 자주 깨고, 새벽에 너무 일찍 일어나 수면이 부족한 상태가 되는 것을 의미한다. 일주기 리듬 수면장애는 생체 시계가 빨라져 수면의 질이 떨어지는 상태다.

이외에도 수면무호흡증 등이 있다. 수면무호흡증은 코골이가 있는 사람 중 75%에서 동반되는 질환이다. 수면 중 시간당 호흡 이상이 5회 이상 나타나면 수면무호흡증이 의심된다. 신체가 노화하면 기도 주변 근육의 탄성이 떨어지고 기도가 좁아지기 때문에 주로 노인에서 많이 발생한다.

수면무호흡증이 있으면 산소공급이 어려워 수면을 취하기 어렵다. 낮 동안 피로감, 두통, 집중력 저하 증상을 보이고, 심할 경우 뇌혈관질환 및 당뇨 등으로 이어질 수 있다.

노인뿐 아니라 교대 근무자들 역시 수면 부족과 생체 리듬 교란에 시달린다. 우리 몸은 빛과 식사 시간 등에 영향을 받으며 생체 리듬을 조절하는데, 교대 근무를 할 경우 이 과정에서 방해받기 때문이다.

신원철 교수 연구팀이 교대근무자 624명을 대상으로 진행한 수면 실태 분석 연구에 따르면, 그중 32.2%가 수면장애 위험군으로 나타났다. 특히 나이가 많은 여성이 많았다.

수면장애를 진단하기 위해서는 전문의의 상담과 검사가 필수적이다. 뇌파와 눈동자 움직임, 신체 근육 긴장, 수면 모습, 다리 움직임 등을 통해 알 수 있다. 낮 동안 졸음이 심한 환자는 '활동 기록지 검사' 등을 통해 개별 수면 습관과 상태를 파악하고 개별 치료를 받아야 한다.

전문가들은 수면의 양보다는 질이 중요하며, 건강한 수면을 위해서는 '수면 위생 습관'을 지킬 것을 조언한다. 잠을 잘 잘 수 있는 환경을 만들고 생활 습관을 유지해야 한다는 것이다.

무엇보다 규칙적인 식사와 기상을 통해 생체 리듬을 조절해야 한다. 술과 담배, 커피와 스마트폰 사용 등은 수면에 방해가 되는 요인이 되기에 피하는 게 좋다.

잠에 들기 전에는 따뜻한 물로 샤워하고, 수면 시에는 불은 어둡게 유지하며 온도는 낮추는 게 좋다. 또한 경우에 따라 취침 1시간 전에 멜라토닌 보충제를 먹거나 바나나, 견과류, 우유 등 숙면에 도움을 주는 물질인 트립토판이 풍부한 음식을 먹는 것도 도움이 된다.

숙면을 위한 효과적인 방법

- **규칙적인 수면 습관 유지:** 주말에도 평일과 비슷한 시간에 잠자리에 들고 일어나는 것이 좋다. 피곤하다면 20~30분 이내의 짧은 낮잠을 자는 것이 좋다.

- **편안한 수면 환경 조성:** 암막 커튼을 사용하거나 수면 안대를 착용해 빛을 최대한 차단한다. 귀마개를 사용하거나 백색소음(화이트 노이즈)을 활용해 소리를 차단한다.

- **잠들기 전 전자기기 멀리하기:** 잠자리에 들기 최소 1시간 전부터는 스마트폰이나 TV 등 전자기기 사용을 중단하는 것이 좋다.

- **규칙적인 운동:** 낮 동안 규칙적으로 운동하는 것은 밤에 숙면을 취하는 데 도움이 된다. 하지만 잠들기 3시간 전에는 격렬한 운동을 피해야 한다.

- **잠자기 전 이완 활동:** 잠자리에 들기 1~2시간 전 따뜻한 물로 샤워나 목욕을 하며 졸음을 유도한다. 명상 앱을 활용하거나 편안한 음악을 들으며 깊게 숨을 쉬는 심호흡을 한다.

05
무릎에 좋은 생활 습관 '걷기와 스트레칭'

면역기능 이상으로 발생하는 관절염은
만성염증성질환이다

| 의학 자문 인용 |

김원 서울아산병원 재활의학과 교수

> "무릎에 좋은 습도는 50%인데
> 장마철에는 90%까지 올라가 관절통이 심해진다.
> 걷기와 스트레칭이
> 관절 유연성과 근력 유지에 도움이 된다."

● 할머니, 할아버지가 무릎이 아플 때 '비가 오려나보다'고 말하는 것처럼 관절염이 있는 사람은 날씨가 흐리거나 비가 올 것을 귀신같이 알아맞힌다. 습도와 기압의 영향으로 관절 내 압력이 커져 통증과 부기가 심해지기 때문이다.

여러 관절염 가운데서도 류머티스관절염은 높은 습도와 저기압에 민감하게 반응해 통증이 심해지는 경향이 있다. 관절염 환자는 장마철에 질환 악화를 경험할 수 있어 무더운 여름보다 더 지내기 힘들다.

김원 서울아산병원 재활의학과 교수에 따르면, 관절염이란 관절에 염증이 생겨 관절이 아프거나 붓는 질환이다. 퇴행성관절염과 류머티스관절염이 대표적이다. 퇴행성관절염은 관절을 오랜 기간 사용하다보니 연골이 점차 닳아서 생기는 질환이다. 말 그대로 퇴행성 질환으로 나이가 들면서 많이 발생한다.

류머티스관절염은 면역기능 이상으로 발생하는 만성염증성질환으로 아직 원인이 정확하게 밝혀지진 않았다. 퇴행성관절염이 주로 체중의 영향을 많이 받는 무릎이나 엉덩이 관절에 생기는 것에 비해 류머티스관절염은 초기에는 손에 잘 생기다가 점차 병이 진행되면서부터는 큰 관절에 나타난다.

김 교수에 따르면, 날씨에 따라 관절염 증상이 심해지는 것은 의학적으로 확실히 증명된 것은 아니다. 하지만 습도가 높거나 저기압일 때 관절 통증이 크게 느껴지는 경향이 있다.

이는 장마전선이 가져온 저기압으로 인해 관절 내부 압력이 상대적으로 높아지기 때문이다. 평소 인체 내부 관절과 평행을 유지하던 압력에 불균형이 생겨 관절 내 활액막에 분포한 신경이 압박을 받아 통증이 발생하는 것이다.

높은 습도도 근육을 자극한다. 관절에 좋은 대기 중 습도는 50% 내외다. 그런데 장마철에는 대기 중 습도가 최대 90%까지 높아지는데, 습기가 체내 수분이 증발하는 걸 막아 관절 주변 근육을 긴장하게 한다.

'비가 오면 삭신이 쑤신다'고 호소하는 사람이 느끼는 건 이처럼 높은 습도와 낮은 기압이 관절의 통증과 부기에 영향을 주기 때문으로 보인다.

또한 장마철에는 비가 하루 종일 내리는 경우가 많아 야외활동이 줄어든다. 평소보다 신체 활동량이 줄어들면 관절 주변 근력이 감소해 관절이 더 굳고 통증이 심해진다.

관절 건강에는 습도가 높아도 안 좋지만 너무 낮아도 좋지 않다. 좋은 대기 중 습도는 50% 내외인데 실내 습도가 높다고 냉방기를 지나치게 오래 틀면 습도가 이보다 낮아져 관절염 환자에게 안 좋을 수 있다. 실내외 온도차는 5도 이상 나지 않도록 한다. 냉방기를 직접 조작할 수 없는 장소라면 긴 소매의 겉옷이나 무릎담요로 찬바람 노출을 줄인다.

찜질은 통증 완화에 도움이 된다. 일반적으로 차가운 물체를 이용하여 신체를 부분적으로 자극하여 치료하는 방법인 한랭요법은 통증이 급성으로 발생하거나 열이 날 때 시행한다. 온열요법은 증상이 만성일 때 실시하는데, 온찜질은 관절 내 혈액 순환을 원활하게 해준다.

통증을 개선하려면 관절에 무리를 주지 않는 게 좋다. 쪼그려 앉거나 뛰는 등 관절에 힘이 가해지는 운동을 삼가고, 약을 먹는 것도 통증을 줄이는 방법이다. 증상이 악화되면 참지 말고 진통소염제를 먹는 게 좋다.

관절염 증상이 있으면 일단은 안정과 휴식을 취하고 움직이지 않는 것이 좋다. 움직이지 않으면 통증이 어느 정도 경감되지만 심하게 움직이면 증상이 악화되기 때문이다.

김 교수는 "그러나 운동이 관절염을 악화시키는 요인이라고 오해해 모든 운동을 기피할 필요는 없다"고 말했다. 관절염으로 통증이 있으면 무의식적으로 신체 활동을 줄인다. 이로 인해 관절기능이나 근육이 약해지면 관절 움직임이 불안해져 통증은 더욱 심해진다.

장마철에 아프다고 해서 방 안에만 있기보다는 스트레칭이나 걷기 운동을 하면서 관절의 유연성을 유지하는 게 좋다. 장시간 누워 있으면 다리로 가는 혈액 순환이 줄어든다. 신체 각 조직이 혈액으로부터 산소를 이용하는 능력도 감소한다. 결과적으로 근육이 빠지고 관절 유연성이 떨어진다.

김 교수는 "관절 통증을 줄이려면 적절한 운동이 중요하다"면서 "운동을 하면 관절염에서 동반되는 심한 피로감도 호전된다. 심장과 폐의 기능이 향상돼 쉽게 숨이 차고 피곤한 증상이 사라진다"고 말한다.

걷기를 위한 **효과적인 방법**

- **올바른 자세 유지:** 걸을 때 팔은 90도로 구부려 자연스럽게 앞뒤로 흔들고, 배에 살짝 힘을 주어 코어를 잡는다. 뒤꿈치부터 닿고 발 전체로 지면을 구르듯이 걸어 나간다.

- **준비 운동과 마무리 운동:** 걷기 전 5분 정도 스트레칭으로 몸을 예열한다. 걷기 후 5~10분 정도 걸었던 근육(허벅지, 종아리 등)을 중심으로 스트레칭하며 근육의 피로를 풀어준다.

- **주기적인 실천:** 하루 30분 이상, 주 3~5회 정도 빠르게 걷는다. 엘리베이터 대신 계단을 이용하거나 출퇴근 시 한두 정거장 미리 내려 걷기 등 생활 속에서 걷기 기회를 만든다.

- **다양한 스트레칭 동작 활용:** 걸으면서 전신 스트레칭을 통해 몸의 균형을 맞추고 유연성을 키운다. 목, 어깨, 등, 허리, 팔, 다리, 발목 등 주요 관절과 근육을 골고루 스트레칭한다.

- **신체 신호에 귀 기울이기:** 무리한 운동은 부상으로 이어질 수 있다. 걷기나 스트레칭 후 과도한 피로감을 느낀다면 운동 시간이나 강도를 조절해야 한다.

06
50대 이후 예방접종이 필수인 '대상포진'

코로나 유행 이후 고령층 대상포진
발생 위험이 더 커졌다

| 의학 자문 인용 |

주은정 강북삼성병원 감염내과 교수

> "코로나19에 걸렸던 50세 이상 성인이라면
> 대상포진 발생 위험이 15% 더 높다.
> 규칙적인 생활과 함께
> 대상포진 예방접종이 필수다."

● 고령화에 따라 면역력이 약해지면서 대상포진 발병률이 높아졌다. 신체 노화나 질병 등 면역체계에 이상이 생기면 잠복해 있던 수두 대상포진 바이러스는 극심한 통증을 일으킨다. 환자 10명 중 6명이 50대 이상이라 중장년층, 고령층의 주의가 필요하다.

첫 징후는 피부감각 이상과 통증, 두통, 권태감, 발열 등이다. 일반적으로 수일 또는 수주 안에 발진이 일어난다. 심하게는 감각 이상(저림, 따끔거림, 피부 무감각)과 가려움을 동반하고 예리한 데 찌르거나 베인 듯한 통증이 발생한다. 산통보다 더 큰 통증이라고 표현된다.

주은정 강북삼성병원 감염내과 교수는 "발진 자체로도 전기에 감전된 듯한 통증 등을 유발할 수 있지만 발진이 사라진 뒤에도 통증이 계속 이어지는 대상포진 후 신경통(PHN), 안구 침범(HZO) 등 다양한 합병증이 이어질 수 있다"며 고령층의 대상포진 관리 중요성을 강조한다.

지난 2022년 미국 내 코로나19를 경험한 50세 이상 성인에서 대상포진 위험 증가를 평가한 후향적 코호트 연구 결과, 코로나19에 걸렸던 50세 이상 성인이 코로나19 경험이 없는 50세 이상 성인 대비 대상포진 발생 위험이 15% 증가했다. 코로나19 입원 이력이 있을 경우에는 그 위험이 21% 증가했다.

코로나19 감염이 고령층의 대상포진 발병 위험을 높일 수 있는 만큼 대상포진 예방에 관심을 기울여야 한다. 대상포진은 심한 통증과 다양한 합병증으로 이어져 여러 관점에서 환자의 삶의 질을 떨어뜨릴 수 있다.

따라서 미리 관리하고 예방하는 게 필요하다. 대상포진 치료 중 하나인 항바이러스제는 72시간 이후의 치료 효과가 증명되지 않는 등 조기에 치료하는 게 중요하다. 대상포진 치료의 목표는 통증 억제, 바이러스 확산과 이차 세균감염 억제, 포진 후 통증 등의 합병증 예방 및 최소화다.

주 교수는 "대상포진은 지속적인 통증은 물론 안면 흉터, 시력상실, 신경마비, 뇌수막염 등의 합병증이 나타날 수 있다"며 "나이가 들면 바이러스 재활성 억제 면역세포와 기능이 떨어지면서 대상포진 발생률과 합병증 위험을 높인다. 규칙적인 생활과 함께 대상포진 예방접종을 받는 게 좋다"고 말한다.

대상포진 예방 백신은 제조 방법에 따라 2가지로 나뉜다. 활성 바이러스를 변형시켜 독성은 제거하고 면역 유발 능력은 유지한 약독화 생백신과 유전 공학 기술에 의해 생산된 항원을 이용한 채 제조해 체내에서 증식할 수 없고, 감염증을 일으킬 수 없는 사백신(유전자 재조합 백신)이다.

| 대상포진 초기 증상 체크 리스트 |

☐ 콕콕 쑤시거나 칼로 찌르는 듯한 통증이 느껴진다.
☐ 몸의 한쪽 편에만 나타나며, 특히 가슴, 등, 허리 부위에 통증이 집중된다.
☐ 피부에 붉은 반점과 물집이 띠 모양으로 올라온다.
☐ 발열, 오한, 두통 등 감기 몸살과 비슷한 증상이 나타난다.
☐ 물집이 올라오기 전부터 피부가 가렵고 따끔거리는 느낌이 있다.

지난 2012년부터 국내에 대상포진 백신 접종이 이뤄졌지만 모두 약독화 생백신이었다. 최근에는 만 50세 이상 성인에서 97.2%의 예방 효과를 보이는 유전자 재조합 백신도 도입돼 50세 이상뿐만 아니라 생백신 접종은 어렵지만 발병 위험이 높은 만 18세 이상 면역저하자도 접종할 수 있게 됐다.

이에 대해 주 교수는 "면역저하자도 접종할 수 있고, 50세 이상에서는 높은 예방효과와 10년이 지날 때까지 89%의 예방 지속성을 확인했다"며 "이 백신의 출시 후 환자 문의가 계속 이어지고 있다"고 설명한다.

이어 "50세 이상, 면역저하자 등은 발병 위험뿐 아니라 증상과 합병증에 취약하며 재발률도 높아 발병에 따른 소요 비용과 비교하면 백신접종을 통한 비용 절감 효과가 크다"며 "통상적으로 여름철인 7~8월에 환자가 늘어나기 때문에 가족 중 고위험군이 있다면 함께 병원에 방문해 보라"고 당부한다.

| 대상포진 예방을 위한 효과적인 방법

- **대상포진 예방접종:** 일반적으로 50세 이상 성인에게 권장되며, 18세 이상이라도 면역력이 저하된 경우(질병이나 치료로 인해) 접종을 고려할 수 있다.

- **면역력 강화에 힘쓰기:** 비타민, 미네랄, 단백질 등 다양한 영양소가 풍부한 채소, 과일, 통곡물, 살코기 등을 골고루 섭취한다. 꾸준한 유산소 및 근력 운동은 면역력을 높인다.

- **스트레스 관리 및 충분한 휴식:** 명상, 요가, 취미 활동, 충분한 휴식 등 자신에게 맞는 방법으로 스트레스를 효과적으로 관리해야 한다.

- **청결한 생활 습관 유지:** 외출 후, 식사 전후에 흐르는 물에 비누로 30초 이상 손을 깨끗이 씻는다. 호흡기질환 유행 시나 사람이 많은 곳에서는 마스크를 착용한다.

- **초기 증상 인지:** 몸 한쪽에 따끔거림, 저린 느낌, 가려움, 통증 등이 나타난 후 붉은 발진과 함께 물집이 나타나면 최대한 빨리 병원(피부과 또는 통증의학과)을 찾는다.

제6장

저속노화를 넘어 노화 역전

01
성큼 다가온
'늙지 않는 세상'

주름·세포 시계가
되감기고 있다

> "이제 '저속노화'에서
> '노화 역전'으로 연구가 진행되고 있다.
> 간·조혈모세포·뇌 기능 등에 대한
> 역노화 연구가 한창이다."

노화는 누구에게나 공평하게 다가오는 시간의 흐름이었다. 그러나 이제 과학은 그 흐름을 되돌릴 수 있을지에 대해 본격적으로 묻고 있다. 세계 각지에서 세포를 젊게 되돌리는 실험이 이어지면서, '노화 역전'이라는 개념이 점차 현실로 다가오고 있다.

말도 안 되는 상상이 실험실 안에서 실현되고 있다. 주름 한 줄, 백발 한 가닥의 문제가 아니다. 세포, 면역, 간, 뇌 기능 등 우리 몸속에서 늙어가는 변화 자체를 되돌리는 연구가 전 세계 곳곳에서 시도되고 있다.

이른바 '노화 역전' 시대의 서막이 올랐다. 수년 전까지만 해도 건강기능식품, 피부과 치료의 마케팅 용어로 사용된 '노화 방지'가 서서히 가능성 있는 결과물로 도출되기 시작한 것이다.

의학계에 따르면, 2023년 하버드 의대 연구진은 세포 재프로그래밍 실험을 통해 화학 물질만으로 생물학적 나이를 되돌리는 데 성공했다. 유전자를 건드리지 않고도 세포가 다시 젊은 상태로 되돌아간다는 연구 결과는 당시 전 세계에 충격을 안겼다.

이 연구는 국제 학술지 '에이징'에 게재됐다. 동시에 노화된 세포가 다시 기능을 회복하는 모습이 실험을 통해 확인되면서 전 세계 '노화 역전' 연구에 불을 지폈다.

텍사스 MD 앤더슨 암센터에서도 성과를 냈다. 텔로머라제 효소를 조절해 노화의 대표 신호인 세포 손상을 줄인 것이다. 텔로머라제는 염색체의 끝단을 보호하는 텔로미어를 유지하는 데 관여하는 효소로, 활성화할 경우 세포의 수명을 연장할 수 있다.

연구진은 동물 실험을 통해 노화에 따른 조직 손상과 염증 반응이 현저히 줄어든 것을 확인했다. 특히 해당 연구는 연령 관련 질환 치료에도 활용될 가능성을 열었다는 평가를 받는다.

뉴욕의 콜드 스프링 하버 연구소의 경우 면역계를 구성하는 T세포의 '나이'를 되돌리는 데 초점을 맞췄다. T세포의 노화가 진행되면 면역기능이 떨어지고 감염과 암에 대한 저항력도 약해진다.

연구진은 후성유전적 정보를 조절해 노화된 T세포를 다시 젊은 상태로 재설정하는 방법을 실험했다. 이는 면역계 노화를 역전시킬 수 있다는 가능성을 발견한 것이었다.

전문가들은 이 같은 노화 역전 연구의 단서를 제공한 이로 일본 교토대의 야마나카 신야 교수를 손꼽고 있다. 2012년 '노벨 생리의학상'을 수상한 그는 성체세포에 4가지 유전자를 주입해 줄기세포로 되돌릴 수 있다는 '야마나카 인자(Oct4, Sox2, Klf4, c-Myc)'를 밝혀냈다.

당시만 해도 그것은 기초과학의 돌파구였지만 지금은 실용화를 향한 열쇠가 됐다. 이 기술을 산업화하고 있는 대표 주자는 아마존 창업자인 제프 베이조스가 투자한 '알토스 랩스'다.

이들은 2022년부터 야마나카 인자를 바탕으로 '되돌리는 생명공학'을 개발 중이다. 이는 노화를 막는 것이 아니라 되돌리는 기술이다. 알토스 랩스는 구글이 설립한 장수연구기업 칼리코와 함께 글로벌 바이오·테크 기업들이 주목하는 선두 주자 중 하나다.

국내 연구도 활발하다. KAIST 김찬혁 교수팀은 간세포의 노화를 유전자 편집으로 되돌리는 실험에 성공했다. 연구팀은 크리스퍼 유전자가위를 지질 나노입자(LNP) 기반 전달체에 탑재해 간세포로 전달한 뒤, DGAT2 유전자 편집을 통해 지방간 개선 및 세포 노화 완화 효과를 확인했다.

김동익 성균관대 교수는 조혈모줄기세포를 회복시켜 전신 노화를 늦추는 200억 원 규모의 국가 전략 프로젝트를 이끌고 있다. 2028년 임상시험 진입을 목표로 하고 있다.

울산과학기술원(UNIST)은 시지각 훈련을 통해 뇌의 감각 기능 노화를 역전하려는 연구를 진행하고 있다. 움직임 지각과 균형 감각 향상을 위한 알고리즘 기반 훈련 도구를 활용해, 노화로 인해 저하된 시지각 및 신경 인지기능을 복원할 가능성을 탐색 중이다. 또한 국내 일부 바이오기업들도 줄기세포 기술 기반으로 조직 재생 및 노화 완화 솔루션을 개발하고 있다.

이런 흐름 속에서 과학계와 사회의 인식도 달라지고 있다. 과거에는 노화를 자연적인 현상으로 보았지만 이제는 노화 자체를 다양한 질병의 근본 원인이자 치료 가능한 대상으로 인식하는 경향이 강해지고 있다. 이는 노화 관련 질환(치매, 암, 심혈관 질환 등)의 예방 및 치료를 넘어, 노화 자체의 진행을 늦추거나 역전시키는 '항노화' 또는 '역노화' 연구에 대한 관심으로 이어지고 있다.

유전체 불안정성, 텔로미어 마모, 후성 유전적 변화, 노화세포 축적 등 노화의 12가지 특징과 같은 다양한 노화 메커니즘이 활발히 연구되고 있다. 이를 통해 노화의 원인을 분자 및 세포 수준에서 이해하고, 특정 메커니즘을 표적으로 하는 치료법 개발이 시도되고 있다.

실제 나이(역연령)와 다른 생체 나이를 측정하는 바이오마커 연구도 활발하다. 이를 통해 개인의 노화 속도를 파악하고 맞춤형 노화 지연 전략을 수립하려는 노력이 이루어지고 있다.

실제 미국 FDA와 유럽 EMA 일부 자문기구들은 노화를 임상시험 대상으로 포함할 수 있을지에 대한 논의를 시작했다. 그 전제는 '노화가 치료할 수 있는 대상이 될 수 있다'는 인식 변화에 있다.

하지만 동시에 질문도 생긴다. 정말로 노화는 되돌릴 수 있는가? 그 기술이 누구에게, 어떻게 적용되어야 하는가? 사회 윤리와 공정성, 기술 안전성에 대한 고민도 함께 커지고 있다.

되돌릴 수 없다던 시간이 과학의 힘으로 반전될 수 있을까? 노화 역전은 이제 공상 과학의 언어가 아니다. 전 세계의 과학자, 정부, 투자자들이 이 질문에 매달리고 있다.

02 되돌릴 수 있는 '노화'

노화는 되돌릴 수 있는 정보 손실이다

| 의학 자문 인용 |

데이비드 싱클레어 미국 하버드대 교수
이리나 콘보이 미국 UC버클리 교수

> "전 세계의 과학자들이
> 노화 역전 연구에 뛰어들고 있다.
> 한국이 노화 역전의
> 초기 수혜국이 될 수 있다."

● 노화과학계를 이끄는 전 세계의 과학자들은 최근 "노화는 되돌릴 수 있다"고 입을 모은다. 하버드, UC버클리, MIT 등 글로벌 연구진이 '노화 역전'을 현실화하기 위한 기술 개발에 나서며 속도는 더 빨라지고 있다.

데이비드 싱클레어 미국 하버드대 교수와 이리나 콘보이 미국 UC버클리 교수는 각각 세포를 젊게 되돌리는 유전자 리프로그래밍과 혈액 내 유해 신호 제거를 통한 회춘 메커니즘을 각각 제시하며 생물학적 나이를 되돌리는 기술의 가능성을 입증하고 있다.

싱클레어 교수는 노화를 세포의 정보 손실, 즉 '표현형 정보'가 흐트러지는 현상으로 보고 있다. 그는 2020년 '네이처'에 발표한 생쥐 실험에서 야마나카 인자 중 세 가지(OSK: Oct4, Sox2, Klf4)를 생쥐의 눈에 주입해 노화로 손상된 시력을 회복시키는 데 성공했다.

OSK 유전자는 세포의 DNA 염기서열은 그대로 두고 후성유전적 정보를 리셋해 세포가 '젊은 상태'에서 유전자 발현을 재개하도록 유도한다. 즉 OSK 인자가 세포의 '노화된 기억'을 지우고 회복 능력을 갖춘 젊은 시절처럼 작동하도록 명령하는 '전사 프로그램'을 되살린 것이다. 이로 인해 녹내장 등으로 퇴화한 망막 신경세포가 재생되며 시력 회복이 가능해졌다.

2023년에는 노화가 DNA 자체의 손상 때문이 아니라 세포가 DNA를 '잘못 읽기 시작하는 것'이 노화의 원인이라는 점을 밝혀냈다. 싱클레어 교수는 "우리 몸은 시간이 지나면서 DNA 자체가 손상되기보다 세포가 '어떻게 작동해야 하는지를 기억하는 능력'을 잃는다"며 "마치 컴퓨터가 운영체제를 잊어버리는 것과 같다"고 비유한다.

현재 싱클레어 교수는 눈 조직 회복을 넘어 심장, 신장, 간, 뇌 등으로 대상을 확대하기 위해 '라이프 바이오사이언스'라는 회사를 창업해 연구를 진행하고 있다.

그는 "눈은 안전성이 높기 때문에 가장 먼저 임상 대상으로 삼은 것"이라며 "실험실 데이터에 따르면 근육, 뇌, 신장, 다발성 경화증 같은 신경계 질환에서도 재생 가능성이 관찰됐다"고 설명한다.

싱클레어 교수는 노화 역전 기술의 임상 도입에 있어 가장 큰 장애는 안전성이라고 강조한다. 그는 "유전자나 세포를 바꾸는 방식은 예상치 못한 전신적 반응을 일으킬 수 있다"며 "철저한 임상 검증과 신중함이 필요하다"고 말한다.

콘보이 교수는 2005년 '서로 다른 발달 단계 개체들의 접합'을 통해 노화된 생쥐가 젊은 생쥐와 혈류를 공유했을 때 생리적 회춘 효과가 발생한다는 것을 세계 최초로 입증했다.

하지만 그는 이후 '젊은 혈장 주입이 아닌 노화된 혈액 속 유해 성분 제거가 노화 역전의 본질'이라는 역설적인 결론을 내렸다. 그는 "노화는 혈액 속 단백질이 증가하고 그 수치의 변동성(노이즈)도 커지는 현상"이라며 "혈장을 희석하면 '불필요하게 요동치는' 단백질 환경을 정리할 수 있다"고 강조한다.

콘보이 교수는 '혈장 희석' 기법을 제시하며 젊은 피 없이도 회춘 효과가 발생함을 동물실험으로 입증했다. 이 연구는 2024년 '제로사이언스'에 게재됐으며, 인간 대상 임상도 진행하고 있다.

그는 이 연구를 임상으로 확장하기 위해 바이오 스타트업 '제너레이션 랩'을 공동 창업했고, DNA 메틸화의 노이즈를 분석해 신체 19개 기능의 생물학적 나이를 측정하는 '시스템 에이지' 기술을 상용화하고 있다.

DNA 메틸화는 유전자에 '표식'을 붙여 해당 유전자가 작동할지 말지를 결정하는 방식이다. 이 표식은 나이 들수록 흐트러지기 쉬운데, 이를 분석해 생물학적 나이를 측정하는 기술이 바로 '시스템 에이지'다. 속도계처럼 몸속 기관들이 몇 살처럼 작동하고 있는지를 알려주는 것이다.

안전성에 대해서는 "혈장 희석 과정에서 시트르산 독성, 두드러기, 항응고제에 대한 항체 발생 가능성이 있다"면서도 "대부분은 숙련된 임상의의 관리로 충분히 대응할 수 있다"고 말한다.

노화 역전 기술은 혈액과 유전자에만 국한되지 않는다. 리후이 차이 미국 MIT 교수는 노화한 생쥐의 뇌에 감광·감청 자극을 주입해 시냅스 연결성을 회복시키는 기술을 개발하고 있으며, 이는 알츠하이머병 치료와도 연결되고 있다.

조지 처치 하버드대 교수는 유전자 편집을 통해 노화를 억제하는 기술을 개발하고 있으며, 실험동물에서 수명 연장 효과를 입증했다. 레오니드 페슈킨 하버드대 교수는 생물학적 나이의 계산 모델을 만들고 머신러닝을 통해 '역노화 가능성의 기준점'을 찾는 연구를 이끌고 있다.

싱클레어 교수는 "노화 역전 기술은 공상과학의 영역에서 벗어나 2026년이면 세계 최초로 인간 대상 임상시험에 들어설 예정"이라며 "빠른 임상 도입과 바이오 혁신 역량을 갖춘 한국은 이 기술의 초기 수혜국이 될 수 있다"고 말한다.

콘보이 교수도 "한국은 세계적인 의료기술과 연구 기반을 가진 나라에 해당된다"며 "더 많은 과학자와 국민이 이 분야에 관심을 갖고 함께 목소리를 내준다면 노화 역전 기술은 더 빠르게 우리의 삶 속에 들어올 수 있다"고 말한다.

이 밖에도 노화 역전 기술은 단순히 수명 연장을 넘어 다양한 분야에서 혁신적인 응용 가능성을 가지고 있다. 암, 치매(알츠하이머병, 파킨슨병), 심혈관질환, 당뇨병, 골다공증, 관절염 등 노화와 밀접하게 관련된 만성질환의 근본적인 원인을 해결하여 치료하고 예방할 수 있다. 예를 들어, 노화 세포를 제거하는 약물은 여러 노화 관련 질병 동물 모델에서 효과를 보이고 있다.

손상된 조직이나 장기를 재생시키는 능력을 향상시켜 퇴행성 질환이나 사고로 인한 손상을 복구하는 데 기여할 수 있다. 예를 들어, 유도만능줄기세포(iPSCs) 기술은 손상된 조직을 대체하거나 재생하는 데 활용될 수 있다.

노화로 인해 약화된 면역 시스템을 젊게 회복시켜 감염병에 대한 저항력을 높이고 암세포 제거 능력도 향상시킬 수 있다. 이는 고령층의 독감, 폐렴 등 감염병으로 인한 사망률을 낮추는 데 기여할 수 있다.

03
실험에서 확인되는 '회춘 기술'

치료제 등은 없어도
4조 시장이 형성되어 있다

●

| 의학 자문 인용 |

권민수 브레인이뮤넥스 대표(차의과학대학교 약리학교실 교수)
최학배 하플사이언스 대표

"알토스 랩스·칼리코 등이
'조 단위' 규모 투자 유치에 성공했고
K-바이오, 신기술로 '노화 영향 질병'
치료에 도전하고 있다."

● 늙은 쥐와 원숭이를 젊어지게 하는 '노화 역전' 혹은 '회춘' 기술이 초기 연구 단계에서 확인된다. 미국 등 해외에서는 노화 역전과 관련해 수조 원대에 이르는 투자 유치에 성공한 바이오텍이 등장했다.

국내 바이오텍 역시 새로운 개념과 기술로 무장해 노화 역전 플랫폼 연구에 속도를 내고 있다. 초기 연구 단계인 만큼 과학적 근거에 기반한 기술과 성과가 중요하다는 의견이 나온다.

노화 역전 등 노화 연구는 노화 기전(늙는 원인) 규명을 위한 생물의학적 연구, 노화 과정에 따른 질병 예방과 치료 연구 등으로 크게 나뉜다.

학계와 산업계에서는 주로 노화 역전을 위한 방법으로 '셀 리쥬베네이션'을 소개한다. 이는 늙거나 손상된 세포가 젊고 건강한 상태로 되돌아가는 과정을 뜻한다. 주요 접근 방식은 셀 리프로그래밍, 세놀리틱스, 줄기세포 치료 등이 있다.

글로벌 시장분석기관 인사이트에이스 애널리틱스에 따르면, 2023년 기준 항노화 치료제 시장 규모는 27억 달러(약 4조 원)로 평가됐다. 오는 2030년까지 연평균 6.8% 성장해 41억 달러(약 6조 원) 규모를 나타낼 것으로 전망된다. 시중에 나온 치료법이나 의약품이 없음에도 대규모 시장이 형성된 것으로 풀이된다.

학계와 산업계 등에서 노화와 관련해 다양한 연구가 현재 진행 중이다. 국내 의료진은 노화된 세포가 몸 전체로 전이되는 이유를 세계 최초로 밝혀냈다. 또한 반세기 이상 처방된 약물이 항노화에 효능이 있다는 연구 결과 등이 나왔다.

전옥희 고려대학교 의과대학 융합의학교실 교수 연구팀은 'HMGB1(High Mobility Group Box1)' 단백질이 세포 노화를 전신으로 확산하는 데 핵심 역할을 한다는 사실을 확인했다.

연구팀은 실험을 통해 노화 세포에서 분비된 HMGB1이 혈액을 통해 전신에 퍼지며 정상 세포와 조직의 노화를 유도하는 것을 발견했다. 이들은 'ReHMGB1(환원형 HMGB1)'이라는 형태가 노화를 퍼뜨리는 원인이라는 점에 주목했다. 이 단백질은 단순히 늙은 세포에서 나오는 흔한 물질이 아니라 노화를 확산시키는 핵심 인자일 수 있다.

　HMGB1의 활성을 줄이기 위해 연구팀은 이를 차단하는 항체를 쥐에 투여했다. 그 결과로 전신 염증이 줄고 손상된 근육의 재생과 기능이 크게 향상됐다. 또한 HMGB1가 세포에 신호를 전달하는 통로인 RAGE 수용체를 차단했을 때도 노화 유도 효과가 줄어들었다.

　해외에서는 '메트포르민, 수컷 원숭이의 노화 시계를 늦춘다'는 영장류실험 결과를 국제학술지 '셀'에 게재한 사례가 나왔다. 이 논문에 따르면 인간과 같은 영장류에서 메트포르민의 항노화 효과가 확인됐다. 이 연구는 향후 인간 노화 시계를 늦출 수 있다는 가능성을 제시한 연구로 평가받는다.

　연구는 중국과학원 닝 리우 교수 등이 주도했다. 또한 미국계 항노화 의약품 연구개발(R&D) 기업으로 유명한 알토스 랩스의 콘셉시온 로드리게스 에스테반 수석 연구원 등이 참여했다.

　산업계로 넘어온 다양한 노화 역전 연구는 대규모 투자 유치에 성공하는 바이오텍의 출현으로 이어졌다.

　미국 알토스 랩스는 메트포르민 항노화 연구에 참여한 연구원들을 보유하고 있다. 아마존 창업자 제프 베이조스로부터 총 30억 달러(약 4조 원)에 이르는 막대한 투자도 유치했다.

　알토스 랩스는 세포 노화를 역행할 수 있는 세포 리프로그래밍 기술을 연구하는 중이며, 세포 건강과 재생능력을 회복시켜 질병, 부상, 장애 등을 치료하는 의약품 개발을 목표로 하고 있다.

구글 자회사 칼리코(Calico)는 10여 년 전 설립된 이래 15억 달러(약 2조 원)의 투자를 받았다. 건강한 수명 연장을 목표로 노화 원인 발굴부터 세포 리프로그래밍 기술 개발까지 노화 역전 관련 전주기 연구를 추진하고 있다.

아서 레빈슨 전 제넨텍 대표가 구글 알파벳과 공동 창업한 칼리코는 글로벌 제약사 애브비로부터 10억 달러(약 1조 3,000억 원) 규모의 투자를 받고, 공동 개발 파트너십을 맺기도 했다.

레트로 바이오사이언스는 건강수명 10년 연장을 목표로 세포 재프로그래밍, 혈장 치료제 등을 개발하는 바이오 기업이다. 챗GPT로 유명한 오픈AI 창업자 샘 올트먼으로부터 2030년까지 연구를 수행할 수 있는 1억 8,000만 달러(약 2,500억 원)의 투자를 유치했다.

권민수 브레인이뮤넥스 대표(차의과학대학교 약리학교실 교수)는 "알토스 랩스가 30억 달러 투자 유치에 성공한 것은 노화 역전 기술에 대한 기대를 잘 보여준다"면서 "세계보건기구(WHO)는 '국제질병분류 제11차 개정판'에 노화 관련 기능 저하 코드 'MG2A'를 넣음으로 노화가 치료 대상으로 인정받을 수 있는 전환점이 마련됐다"고 말한다.

국내 바이오텍은 새로운 개념과 신기술에 기반을 두고, 노화 영향 질병 치료제 개발에 나서고 있다. 하플사이언스는 세포를 둘러싸고 있는 세포외기질(ECM)에 작용해 구조적 악화를 개선하고, CD44 등을 활성화해 조직재생, 항노화, 항산화, 항염증 등 다중 작용을 일으키는 기전의 플랫폼 기술을 연구 중이다.

최학배 하플사이언스 대표는 "유전자재조합 '휴먼 하플1(HAPLN1)'을 활용해 ECM을 정상화하고 이와 연계된 세포 내 신호전달을 조절해 노화와 연계된 세포 노화, 만성 염증, 조직 퇴화를 동시에 바로 잡는 치료를 통해 기존에는 치료가 불가능한 질환들을 근본적으로 치료하는 방법을 개발 중"이라고 말한다.

하플사이언스의 주요 파이프라인은 만성폐쇄성폐질환(COPD), 퇴행성 골관절염, 안구건조증, 피부 노화 관련 치료제를 개발하고 있다. 만성폐쇄성폐질환 치료제와 퇴행성 골관절염 치료제는 비임상시험을 마치고, 임상시험에 들어가는 단계를 밟고 있다. 안구건조증 치료제는 예비 비임상시험을 진행 중이고, 피부 노화 관련 치료제는 제형 개발이 이뤄지고 있다.

브레인이뮤넥스는 노화에 취약한 미세아교세포가 주변 세포의 노화를 촉진해 뇌 전반의 노화를 유도한다는 연구를 진행 중이다. 미세아교세포의 노화를 되돌리는 것이 알츠하이머병, 파킨슨병, 루게릭병(ALS) 등 퇴행성 뇌질환을 극복할 수 있는 열쇠라고 본다.

권민수 브레인이뮤넥스 대표는 "브레인이뮤넥스가 개발한 뇌 노화 역전 플랫폼은 미세아교세포의 대사적 리프로그래밍 기술이다"

라면서 "다양한 세포의 노화를 되돌리려는 시도가 있었지만 미세아교세포에 특화된 대사 리프로그래밍은 전례가 없다"고 설명한다.

브레인이뮤넥스는 'aBAM' 플랫폼을 기반으로, 약물재창출을 통해 확보한 'BX1001'와 신규 합성으로 보유하게 된 BJ 시리즈 화합물 20여 종을 가지고 있다.

이들 저분자 화합물은 미세아교세포 내 지방방울 분해를 촉진하고, 리포파지 경로와 pAMPK 활성화를 유도한다. 브레인이뮤넥스는 이를 통해 미토콘드리아의 에너지 생산성을 향상시키고, 포식기능이 회복되는 것을 확인했다.

권 대표는 "뇌 노화와 밀접하게 관련된 루게릭병 유전자 변이 초파리 모델에서 'BX1001'과 'BJ1004' 효능을 확인했다"면서 "유전자 변이 마우스 모델에서도 평가를 진행 중"이라고 전했다.

리젠이노팜은 성체줄기세포를 깨어나게 하는 원리의 '웨이크업스템셀' 플랫폼 기술을 보유하고 있다. 생체 내 줄기세포를 활성화하는 펩타이드나 리보핵산(RNA) 치료제 물질을 주입하는 방식이다.

급성심근경색은 한 번 괴사한 심장근육을 되살릴 수 없으므로 심장 펌프기능의 영구적인 장애가 발생하고, 심부전증으로 진행될 수 있다는 한계가 있다. 그러나 리젠이노팜의 급성심근경색 신약 후보물질 'RH001'을 돼지모델에 투여해 연구한 결과 심장 기능이 일주일 만에 90% 재생됐다.

셀라퓨틱스바이오는 체세포에 특정 물질을 가해 원하는 세포로 바꾸는 '교차분화' 개념에 기반을 두고 '셀라콘' 플랫폼을 구축했다. 그리고 그 셀라콘 플랫폼을 통해 새로운 개념의 세포치료제를 개발하고 있다.

최 대표는 "전 세계적인 R&D 트렌드를 따라가기만 해서는 대형 블록버스터 개발이 어렵다. 승자 독식이나 앞선 1~3개 품목만 혜택을 보는 현상이 일어나기 때문"이라며 "뒤쫓아 가기는 쉬울 수 있지만 그만큼 기대 수익이 낮다"고 전한다.

이어 "우리나라가 생명공학기술(BT)에서 큰 수익을 기대하고자 한다면 우리가 선두에 있는 혁신적인 기술에 대해 국가와 투자 업계의 보다 큰 관심과 과감한 투자가 필요하다"고 강조한다.

04
독점을 경계하는 '노화 역전 기술'

'기대수명 120세'가 되는 2045년에는 인구의 40%가 노인이다

| 의학 자문 인용 |

원장원 경희대학교병원 가정의학과 교수
정희원 서울아산병원 노년내과 교수

> "한국은 소득 계층에 따라
> 건강수명이 9년 차이가 난다.
> 새 기술은 모든 계층에게
> 골고루 혜택을 줘야 한다."

● 만 65세 이상 고령자가 전체 인구의 20%를 넘기며 대한민국은 2024년 12월 '초고령사회'에 접어들었다. 20년 뒤인 2045년에는 고령인구 비율이 37%까지 오르며 일본을 제치고 '세계에서 가장 늙은 나라'가 될 수 있다.

한국의 노인 자살률, 노인 빈곤율은 경제협력개발기구(OECD) 1위를 유지하고 있다. 그런데 한국인의 기대수명은 2025년 84.5세에서 2045년 87.9세로 늘어난다. 2045년 한국인 평균 수명이 120세라는 전망도 나오는 가운데 일각에서는 오래 사는 게 축복인가 하는 궁금증이 커지고 있다.

노화와 노인의학을 연구 중인 학자들은 "수명 연장 연구와는 별도로 누구나 오래 건강하고 행복하게 살 수 있도록 건강수명을 연구하는 일도 중요하다"며 "특정 조건을 가진 사람만 오래 건강하게 사는 불공정은 최소화해야 한다"고 진단한다.

지난 2016년 한국인터넷진흥원이 펴낸 보고서를 보면, 인공장기와 초정밀 진단 기술 발전으로 2045년 평균 수명이 120세에 달하며, 노인병도 옛말이 된다는 예측 결과가 나왔다. 실제로 수명 연장에 대한 기대감이 커지고는 있지만 어떤 미래가 좋을지 의견은 분분하다.

사회적 부작용은 물론, 과학적·윤리적 문제를 차치하더라도 우선 연구의 혜택을 소수의 사람만 받아서는 안 된다는 이유에서다. 누구나 건강하고 행복하게 오래 살 방법을 연구하는 게 중요하다는 데 힘이 실리고 있다.

국내에 저속노화의 대중화를 이끈 정희원 서울아산병원 노년내과 교수는 "노화를 없애거나 되돌리는 데에는 분명한 한계가 있다. 노화는 자연스러운 생물학적 과정"이라며 "현재의 과학으로는 노화를 근본적으로 막거나 불로장생에 이르기는 어렵다"고 말한다.

정 교수는 "노화를 수용하면서 그 속도를 늦추고, 노쇠와 돌봄 요구를 예방하는 방향이 바람직하다. 노화 역전의 의미는 '건강한 노년 연장'"이라며 "활력을 유지하며 마지막 순간까지 독립적이고 품위 있는 삶을 살도록 돕는 게 연구의 목표여야 한다"고 말한다.

노인의학 권위자인 원장원 경희대학교병원 가정의학과 교수는 "120세까지 수명 연장은 가능할 것"이라면서 "항노화 연구의 의미는 단순한 수명 연장이 아니라 퇴행성 질환이 늦게 시작되고 신체적, 인지적 기능을 더 오래 유지하며 살기를 원한다는 데 있다"고 말한다.

저출산고령사회위원회에 따르면 한국은 2025년부터 약 1%포인트(p)씩 고령인구가 증가해 2045년 그 비중이 37.3%로, 세계에서 가장 높은 국가가 된다. 2045년 국민 10명 중 4명이 65세 이상 노인이며, 이 가운데 2.5명은 75세 노인이 될 것으로 보인다.

인구 고령화는 단순히 사회 구성원의 나이가 많아지는 현상을 넘어, 국가 경제의 근본적인 활력을 갉아먹는 심각한 위협으로 다가오고 있다. 현재 추세대로라면 50년 후 생산연령인구는 현재의 절반 이하로 급감할 것으로 보인다.

이 경우 사회 전반의 혁신과 생산성 둔화라는 치명적인 결과를 초래할 것이다. 인구 고령화로 인한 소비 감소와 자본생산성 저하에 따른 투자 위축으로 한국 사회는 저성장의 늪에 빠진다고 위원회는 경고하고 있다.

인구 고령화는 이처럼 한국의 지속가능성을 위협하며, 사회 양극화와 격차를 부르고, 사회적 포용성도 떨어뜨린다. 한마디로 '위기' 상황이다. 초고령사회에 걸맞은 새로운 패러다임과 복지·고용·의료·돌봄·주거·산업 등 다방면에 대한 통합적 접근이 필요하다는 진단이다.

정 교수는 "이미 많은 어르신이 생계 어려움을 겪고 있는데 개인 가계와 국가 재정 모두 큰 압박을 받을 것"이라며 "돌봄 체계의 한계도 드러나고 있다. 수명 연장이 준비 없는 사회에서는 재정 위기와 세대 고민이 될 수 있음을 시사한다"고 말한다.

하지만 이를 새로운 기회로 봐야 한다는 시각도 있다. 60~75세는 이전과 달리 건강하고 충분히 일할 지적·육체적 능력이 있다. 학자들은 사회 환경을 변화시키는 동시에 국민 개개인도 활기차게 나이 듦을 이해해야 한다고 평가했다.

원 교수는 "80세 이상 노인 인구가 급증하고 있다. 이들은 오래 살기보다는 하고 싶은 일을 행복하게 할 수 있느냐가 관건"이라며 "개인의 노력뿐만 아니라 환경 개선, 경제적 지원, 노인을 향한 사회적 인식 등 외부요인도 필요하다"고 강조한다.

이들은 '건강수명' 연구의 활성화를 당부했다. 기대수명이 앞으로 기대되는 수명이라면, 건강수명은 기대수명에서 질병 또는 장애가 있는 기간을 제외한다. 신체적으로나 정신적으로 특별한 이상 없이 생활하는 기간을 의미한다.

원 교수는 "저출생 사회에서 '건강 노화'를 이룬 노인이 생산적인 일을 하고, 사회에 좋은 영향을 줄 수 있다"면서 "당연히 단순히 오래 사는 것보다 건강한 상태에서 하고 싶은 일을 할 수 있는 건강 노화가 중요하다"고 말한다.

정 교수는 "불로장생 기술을 소수의 부자만 독점하는 미래는 디스토피아"라며 "한국은 소득 계층에 따라 건강수명이 9년 차이가 난다. 새 기술은 모든 계층에게 골고루 혜택을 줘야 한다. 또한 세대 간 형평성을 고려해 사회 제도를 탄력적으로 운용해야 한다"고 전한다.

이어 "한국은 기대수명이 9년 늘 때 건강수명은 6년 증가했다는 보고가 있다. 건강수명 연장을 사회 우선순위로 삼고 불공정은 최소화해야 한다"며 "노화 과정 전반에 삶의 질을 높이는 등 두려움이 아닌 희망으로 바라볼 사회를 만들어야 한다"고 설명한다.

05
고령화 시대의 '항노화 패권 전쟁'
6년 후면 24.7억 달러 성장이 예상된다

| 의학 자문 인용 |

박은영 데일리파트너스 AI·헬스케어 투자 총괄(상무)
오일환 리젠이노팜 대표

> "국내에서도 주목하는 항노화는
> 성장 잠재력이 높은 미개척 리스크다.
> 경쟁력을 갖추려면
> 기술 개발·파트너십 확보가 우선이다."

\# 아마존 창업자 제프 베이조스는 항노화 스타트업 알토스 랩스에 총 30억 달러(약 4조 원)에 이르는 막대한 투자를 단행했다. 항노화 분야가 '돈이 되는 시장'이라고 생각하기 때문이다.

\# '챗GPT의 아버지'로 불리는 오픈 인공지능(AI) 창업자 샘 올트먼도 건강수명 10년 연장을 외치는 레트로 바이오사이언스에 2030년까지 연구 수행 비용으로 1억 8,000만 달러(약 2,500억 원)라는 거금을 쏟아붓는다.

● 노화는 불가피하게 지속되는 세포 손상으로 늙은 세포들이 점점 많아지게 되고, 이들이 방출하는 '노화 관련 분비물질(SASP)'이 아직 노화되지 않은 정상 세포나 조직 등에 영향을 끼쳐 신체 전반에 걸쳐 세포를 늙게 하는 것으로 전해진다.

하지만 노화를 숙명으로 여기던 시기는 지났다. 이제는 치료 대상으로 여겨진다. 미국의 억만장자 IT 기업가 브라이언 존슨이 회춘을 위해 매년 수십억 원을 쓰는 것을 두고 과거에는 "돈은 넘치는데, 쓸 곳이 없어서"라고 보는 시각이 지배적이었다. 하지만 최근에는 '선견지명이 있는 행동'으로 받아들여지는 것만 봐도 인식이 얼마나 많이 바뀌었는지 가늠할 수 있다.

노화 역전 분야는 아직 상업화된 의약품이나 효과가 탁월한 치료법이 없는 초기 단계로 구분되는 만큼 성장 기대감이 높은 분야 중 하나다. 글로벌 시장조사기관 마켓앤드마켓에 따르면, 글로벌 재생의학 시장은 2023년 160억 달러(약 22조 원) 규모에서 연평균 25.1% 성장해 오는 2028년 490억 달러(약 70조 원) 규모를 형성할 것으로 전망된다.

업계에 따르면, 특히 항노화 산업 시장(미용시술 관련 의료기기나 의약품·치료제 등 모든 제품과 서비스를 포함한다.)이 커지면서 전 세계적으로 해당 분야에 관한 투자도 늘고 있다.

가장 먼저 1970년대부터 노화 관련 연구에 관심을 뒀던 미국은 이후 꾸준하게 투자를 늘려 왔다. 노화에 대해 연구하는 미국 국립노화연구소는 2021년 세포노화네트워크 프로그램 연구를 발표하며 5년간 1억 2,500만 달러(약 1,725억 원)라는 천문학적 규모의 자금 투입을 발표했다. 미국 국립보건연구원(NIH)도 2022년 노화세포의 네

트워크를 이해하기 위한 센넷 프로그램에 큰 자금을 투자했다.

영국은 2023년 영국연구혁신기구(UKRI)의 핵심 기초 연구 주제로 '건강수명 연장'을 선정하고 5,000만 파운드(약 921억 원)를 지원하고 있다. 중국도 노화 관련 중대연구계획에 5년간 2억 5,816만 위안(약 475억 원)을 쓰는 상황이다.

글로벌 시장분석기관 인사이트에이스 애널리틱스는 이를 토대로 글로벌 항노화 치료제 시장이 2023년 6억 8,000만 달러에서 연평균 17.5% 성장해, 2031년 24억 7,000만 달러 규모에 이를 것이라는 전망을 내놓고 있다.

대륙별로는 아시아-태평양이 2031년까지 매년 17.8%씩 성장할 것으로 예상된다. 유럽(16.6%), 북미(16.4%), 남미(16.1%), 중동 및 아프리카(15.8% 이상 연평균 성장률)의 전망치도 크게 다르지 않다.

국내 제약바이오 기업들도 노화를 늦추는 것을 넘어 역전하는 것에 도전하고 있다. 늙은 세포를 젊고 건강한 상태로 되돌리기 위한 치료제 등의 개발에 나서고 있는 것이다. 노화 역전에 성공한 치료제나 효과적인 치료법이 없음에도 글로벌 재생 의학 시장은 오는 2028년 490억 달러(약 70조 원) 규모를 형성할 것으로 전망된다.

항노화 시장이 커지면서 다양한 모달리티(진단 기법)를 활용한 국내 항노화 스타트업도 지속해서 생기는 추세다. 한국보건산업진흥원의 최신 자료에 따르면, 2021년 기준 항노화 제품 생산 업체는

1,985개다. 2020년 대비 1.2% 늘었다. 가능성을 보인 업체는 투자 유치로 탄력을 받는다.

2018년 설립한 하플사이언스는 2020년 327억 원 규모의 시리즈 B 투자를 유치해 연구에 박차를 가하고 있다. 또한 2019년 생긴 ANL 바이오는 시리즈 A(125억 원 규모), 2020년 나타난 메디스팬도 시리즈 A(65억 원 규모) 투자를 받았다. 미국, 중국에 비하면 미미한 규모지만 항노화 시장을 향한 국내 투자자들의 관심은 크다.

박은영 데일리파트너스 AI·헬스케어 투자 총괄(상무)은 "고령화 사회에 접어들면서 항노화 기업의 수요가 커지고 있다. 성장 잠재력이 높은 분야"라며 "항노화 산업은 인구 구조 변화와 직접적인 연관이 있어 장기적인 성장세가 예측된다"고 전망한다.

이어 "아직 개척되지 않은 시장이라 신약 개발 실패의 가능성도 크지만 성공 시 엄청난 수익을 가져다준다는 메리트가 분명히 있다"며 "글로벌 기술이전이나 인수합병(M&A) 대상으로 주목받기에도 유리하다"고 강조한다.

항노화 시장이 더욱 커지기 위해서는 국제 경쟁력을 키우는 것이 중요하다. 전 세계에서도 아직 지배적 위치에 있는 기업은 아직 없어 가능성은 있다. 그동안 국내 기업은 해외 오리지널 장비들을 참고해 개발하는 사례가 많아 해외 업체로부터 소송을 당하는 일이 빈번했고, 관련 비용 지출도 많았다. 이제는 오리지널 기술 개발이 필요한 시점이라는 의견이 나온다.

재생치료제 바이오텍 오일환 리젠이노팜 대표는 "지금까지는 실험적 모델에서 인위적으로 유도된 노화 모델을 통해 항노화 연구가 진행됐지만, 자연 발생적 노화 과정에서도 이와 유사한 효과를 증명하는 것이 필요할 것"이라고 강조한다.

항노화 치료제 파이프라인의 다양화를 위해 전략적 파트너십을 활용하는 것도 방법이다. 연구개발(R&D)부터 라이선싱, 마케팅, 생산(CMO) 등 다각적인 파트너십을 맺으면 성공 가능성도 커질 수 있다.

06
피부를 둘러싼 글로벌 '회춘 전쟁'

한국 피부 재생의학 분야의
존재감이 높아지고 있다

> "글로벌 제약사들은
> 피부를 정조준하고 있다.
> 글로벌 에스테틱 시장 규모는 2033년이면
> 약 191조 원에 달할 전망이다."

● 노화를 되돌리는 기술이 가장 먼저 향하는 곳이 있다. 바로 '피부'다. 보툴리눔 톡신, 필러, 피부 재생 관련 에스테틱 시장은 무서운 속도로 성장하고 있다.

피부는 가장 먼저 노화가 드러나는 부분이자 빠른 개선 효과를 기대하는 부위다. '동안'을 넘어 '회춘'으로 가는 피부는 노화 역전이라는 거대한 서사의 시작점인 셈이다.

글로벌 시장조사기관 커스텀 마켓 인사이츠에 따르면, 미용 주사제 시장은 2024년부터 2033년까지 연평균 9.8%의 성장률을 보이며, 2033년에는 약 359억 달러(약 49조 원) 규모에 이를 것으로 전망

된다. 보툴리눔 톡신을 포함한 전체 글로벌 에스테틱 시장 규모는 2033년 약 1,400억 달러(약 191조 원)에 달할 것으로 추산된다.

이러한 흐름에 발맞춰 글로벌 제약사들은 피부를 정조준하고 있다. 미국의 제약사 애브비는 2020년 '보톡스'와 '쥬비덤'을 보유한 미용의약품 강자 앨러간을 약 630억 달러(약 86조 원)에 인수했다. 이는 '휴미라'의 특허 만료 리스크를 보완하고, 면역질환 치료제와 에스테틱 사업의 통합 전략을 본격화하기 위함이었다.

앨러간은 현재 글로벌 에스테틱 시장 1위 기업이다. 지난해 앨러간의 보톡스 순매출은 27억 2,000만 달러(약 4조 원), 쥬비덤 순매출은 11억 7,700만 달러(약 2조 원)를 기록했다. 독일 기반 멀츠는 '제오민', '벨로테로' 등으로 2위권을 유지 중이다. 스위스의 갈더마는 '레스틸렌'을 앞세워 추격하고 있다.

보톡스로 통칭되는 보툴리눔 톡신은 보툴리눔균이라는 세균이 생성하는 신경 독소에서 유래한 물질이다. 신경 말단에서 아세틸콜린이라는 신경전달물질의 분비를 억제함으로써 근육 수축을 차단하는 작용을 한다.

이로 인해 주름을 유발하는 얼굴 근육의 움직임을 일시적으로 멈추게 하고, 결과적으로 주름이 완화된다. 하지만 최근에는 이러한 기전이 단순 미용을 넘어 신경계 조절이나 통증 완화, 만성 염증 조절 등으로도 응용 범위가 확대되고 있다.

특히, 흥미로운 점은 보툴리눔 톡신이 전신 건강, 나아가 노화 관련 질환에도 영향을 미칠 수 있다는 가능성이다. 2020년 '신경화학 연구 저널'에 게재된 동물실험에 따르면 성체 쥐에게 보톡스를 투여한 결과 기억력 향상이 관찰됐다. 이에 연구진은 보톡스가 노화성 치매 예방에도 효과가 있을 수 있다고 판단했다.

최근 '네이처 에이징 리뷰'에는 피부가 '생물학적 창' 역할을 하며, 환경 자극에 노출된 피부에서 발생하는 분자 변화는 뇌, 혈관, 면역계 등 내부 장기에서도 동일한 노화 지표로 활용 가능하다는 내용이 게재되기도 했다. 피부가 전신 노화의 전초기지로 활용될 수 있다는 것이다.

실제 알토스 랩스는 야마나카 인자를 피부에 적용해 생물학적 나이를 되돌리는 전임상 실험을 진행 중이고, 칼리코는 피부 노화 모델을 통해 리프로그래밍의 안전성과 효과를 검증하고 있다. 로슈 계열사 제넨텍은 섬유아세포 기능 회복을 통한 피부 진피 재생 연구에 집중하고 있다.

미국 바이오텍 원스킨은 피부에서 발현되는 바이오마커의 변화를 기반으로 생물학적 나이를 측정하고, 제품 사용 전후의 개선 효과를 정량화하는 플랫폼을 상용화 중이다. 이들은 피부를 회춘의 '디지털 바이오마커'로 간주하고 피부를 통한 노화 조절 기술의 과학적 증명을 시도하고 있다.

미용 시술은 생명과학 기반의 재생의학으로도 진화 중이다. 기존의 단순한 볼륨 채움, 주름 완화에서 나아가 엑소좀, 줄기세포, 리프로그래밍 등을 활용한 피부 세포 재생 시술이 증가하고 있다. 표피 줄기세포를 통한 재생은 전신 조직 회복 가능성까지 시사한다.

국내 바이오기업들도 피부 재생의학 분야에서 존재감을 넓히고 있다. 대표적으로 파마리서치는 폴리뉴클레오타이드(PN) 성분을 기반으로 한 재생주사제 '리쥬란' 시리즈를 통해 피부 손상 회복과 항노화 치료 영역을 개척해 왔다. 리쥬란은 조직의 자가 재생을 유도한다는 점에서 향후 재생의학적 접근으로의 확장 가능성이 높게 평가되고 있다.

결국, 피부는 단순히 외모를 가꾸는 장기를 넘어 노화의 속도를 가늠하고 되돌리는 현실적인 실험장으로 부상하고 있다. 피부에서 시작된 작은 변화가 전신 건강으로 이어지는 '나비 효과'를 불러일으킬 수 있을지 이목이 쏠리고 있다.

> 노년은
> 젊음의 상실이 아니라,
> 새로운 단계이자
> 기회이다.

준비된 사람만 누릴 수 있는
100세 건강시대 5
|안티에이징과 웰빙 노년|

1판 1쇄 인쇄 2025년 8월 18일
1판 1쇄 발행 2025년 8월 30일

지은이 뉴스1 편집부
펴낸이 이영섭
마케팅 윤성식, 박용석, 이석원, 이지민
책임편집 김정한
편집 최지향
웹디자인 조현정, 이수정
디자인 NURI
일러스트 김초희

펴낸곳 뉴스1
출판등록 2017년 8월 18일(제 2017-000112호)
주소 (03160) 서울 종로구 종로47, SC빌딩 17층
전화 02-397-7000
이메일 webmaster@news1.kr

ISBN 979-11-989026-2-7 (13510)

이 책은 저작권법의 보호를 받는 저작물로서 무단전제와 무단복제를 금하며,
이 책의 전부 또는 일부를 재사용하려면 반드시 저작권자와 뉴스1의
서면 동의를 받아야 합니다.